Hefte zur Unfallheilkunde

Beihefte zur „Monatsschrift für Unfallheilkunde und Versicherungsmedizin"

Herausgegeben von Professor Dr. **M. zur Verth,** Hamburg

Zuletzt erschien:

Heft 26: **Der Meniscusschade, seine Ätiologie und seine Begutachtung im Rahmen der allgemeinen Unfallbegutachtung.** Von Professor Dr. **Hans Burckhardt,** Essen. 40 Seiten. 1939. RM 3.50

Früher erschienen:

Heft 7: **Verletzungen der Handwurzelknochen.** Von Dr. **P. H. van Eden.** Mit 72 Abbildungen. 80 Seiten. 1930. RM 6.60

Heft 8: **Verhandlungen auf der VI. Jahrestagung der Deutschen Gesellschaft für Unfallheilkunde, Versicherungs- und Versorgungsmedizin am 26. und 27. September 1930 in Breslau.** 150 Seiten. 1931. RM 15.—

Heft 9: **Über Selbstverletzungen und künstliche Wundunterhaltung zur illegitimen Obtention von Versicherungsleistungen.** (Fälle der Schweizerischen staatlichen und privaten Unfallversicherungen.) Von **W. Schibler.** 77 Seiten. 1931. RM 4.80

Heft 12: **Die Begutachtung beruflicher Hauterkrankungen.** Von Dr. med. **Max Michael.** 40 Seiten. 1932. RM 2.80

Heft 13: **Die Tätigkeit des Durchgangsarztes.** Von Dr. **H. Jordan-Narath** und Dr. **Jos. Wolf.** 13 Seiten. 1932. RM 1.20

Heft 14: **Die Todesfälle und Amputationen des Unfallkrankenhauses und der Arbeiter-Unfallversicherungsanstalt für Wien, Niederösterreich und Burgenland in den Jahren 1926 bis 1930 unter besonderer Berücksichtigung der Sepsis nach frischen offenen Verletzungen.** Von Dr. **Walther Ehalt.** 55 Seiten. 1932. RM 4.20

Heft 15: **Handhabung und Ergebnisse des Unfallheilverfahrens auf dem Lande. Untersuchungen an 703 Fällen typischer Verletzungsarten.** Von Dr. **W. Wette,** Kassel. 44 Seiten. 1933. RM 3.20

Heft 16: **Der Tod im Wasser als Unfall.** Von Dr. med. **Walter Gmelin,** Immenstaad am Bodensee. 48 Seiten. 1933. RM 3.60

Heft 17: **Unfallbeziehungen zu nichttraumatischen Hirn- und Geisteskrankheiten.** Von Professor Dr. **Martin Reichardt,** Würzburg. Mit 5 Textabbildungen. 28 Seiten. 1933. RM 2.—

Heft 18: **Die Wirbelsäule in der Unfallheilkunde.** Von Chefarzt Dr. **Ernst Ruge,** Frankfurt a. d. O. Mit 43 Textabbildungen. 154 Seiten. 1934. RM 12.—

Heft 19: **Zur Erkennung und Begutachtung von Schädelgrundbrüchen.** Von Dozent Dr. **Hans Hellner,** Assistent der Chirurgischen Universitätsklinik Münster (Westf.). Mit 17 Textabbildungen. 43 Seiten. 1935. RM 4.40

Heft 20: **Der Tod im Wasser als versicherungsrechtliches Problem.** Von **Hartwig Gravenhorst,** Wesermünde. 37 Seiten. 1937. RM 3.—

Heft 21: **Unfallheilkunde und ärztliche Ausbildung.** Von Dr. **Edgar Passarge,** Facharzt für Chirurgie und Prosektor am Anatomischen Institut Rostock. Mit 5 Textabbildungen. 57 Seiten. 1938. RM 4.80

Heft 22: **Akute Gliedmaßendystrophie in ihrer Bedeutung für die Behandlungsmaßnahmen in der Unfallchirurgie.** Von Dr. habil. **Bruno Karitzky,** Chirurgische Universitätsklinik Freiburg i. Br. Mit 11 Textabbildungen. 52 Seiten. 1938. RM 4.40

Heft 23: **Bedeutung des „Vorherigen Zustands" für die Begutachtung der Folgen von Betriebsunfällen.** Von Dr. **P. Reckzeh,** Chefarzt der Allgem. Ortskrankenkasse der Stadt Berlin i. R., Lehrbeauftragter für Versicherungsmedizin und Gutachtertätigkeit an der Universität Berlin. Chefarzt des Krankenhauses Birkenwerder. 44 Seiten. 1938. RM 3.60

Heft 24: **Kollaterale Entzündungszustände (sog. akute Knochenatrophie und Dystrophie der Gliedmaßen) in der Unfallheilkunde.** Von Dr. **Paul Sudeck,** Prof. em. an der Hansischen Universität. Mit 44 Abbildungen. 68 Seiten. 1938. RM 6.40

Heft 25: **Unfall und Knochengeschwulst.** Von Dozent Dr. **Hans Hellner,** Oberarzt der Staatl. Chirurgischen Universitätsklinik Münster (Westf.). Mit 20 Textabbildungen. 55 Seiten. 1939. RM 4.80

Springer-Verlag Berlin Heidelberg GmbH

HEFTE ZUR UNFALLHEILKUNDE

BEIHEFTE ZUR „MONATSSCHRIFT FÜR UNFALLHEILKUNDE UND VERSICHERUNGSMEDIZIN"

HERAUSGEGEBEN VON PROF. DR. M. ZUR VERTH, HAMBURG

——— HEFT 27 ———

ERKENNUNG UND BEHANDLUNG DER HIRNSCHÄDELBRÜCHE

VON

DR. MED. HABIL. REMMER ANDREESEN

OBERARZT DER CHIRURGISCHEN ABTEILUNG DES KRANKENHAUSES BERGMANNSHEIL, BOCHUM

MIT 34 TEXTABBILDUNGEN

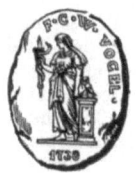

Springer-Verlag Berlin Heidelberg GmbH 1939

Inhaltsübersicht.

	Seite
Einleitung	3
Klinik der Hirnschädelbrüche im allgemeinen	3
Schädelbrüche als tödliche Verletzung, Ursache der Todesfälle	3
Gesamtsterblichkeit, Frühtodesfälle als Folge der primären mechanischen Hirnschädigung, Spättodesfälle und ihre Ursachen	
Wichtigkeit der Röntgenuntersuchung	7
Das klinische Bild der frischen Hirnschädelverletzung	8
Brillenhämatom, Liquorabfluß, Bewußtseinsstörung, Erhöhung des intrakraniellen Druckes (Hämatome, Liquorveränderungen, Beziehung zwischen intrakraniellem Druck und Blutdruck). Ventrikelkollaps, Encephalographie, Ventriculographie, Arteriographie, Shock, Änderung des Zustandsbildes, abwartende Haltung, Pneumocephalos.	
Häufung und Vorkommen der Hirnschädelbrüche	16
Verkehrs- und Betriebsunfälle, Boxsport.	
Bruchformen des Daches und der Basis	17
Bruchform und angreifende Gewalt	19
Behandlung geschlossener Hirnschädelbrüche	21
Allgemeinbehandlung	21
Lagerung, Pneumonie, Meningitis, Urotropin.	
Abwartende oder aktive Behandlung	22
Shock, Transport.	
Maßnahmen zur vorübergehenden Entlastung des intrakraniellen Druckes.	24
Osmotherapie, hypertonische Lösungen. Lumbal- bzw. Occipitalpunktion (Technik, Gefahren, wiederholte Punktionen, diagnostischer Wert der L.P.). Ventriculographie, Ventrikelkollaps.	
Verfahren zur Dauerentlastung bei allgemeiner Druckerhöhung	28
Frühzeitiges operatives Vorgehen nach Sicherung der Diagnose. Allgemeine Technik. Knochennachschau bei Kopfschwartenwunden. Freilegung der Dura. Operation bei Impressionsfrakturen, Duraversorgung. Probebohrung. Vorgehen bei umschriebenen Blutungen. Hirnkontusionen.	
Vorgehen bei Störungen des Liquorstoffwechsels (Dauerliquorfistel [*Ody Schmieden*]), Temporale Entlastungstrepanation [*Cushing*]	33
Über Hirnschädelbrüche bei Kindern	35
Behandlung offener Schädeldachbrüche	37
Wichtigkeit der primären Wundversorgung (*Friedrich*)	37
Zur Versorgung der Hirnwunde	38
Keine Drainage, knöcherne Deckung? Duranaht? Schlechte Erfahrung beim Abwarten.	
Schädelschußverletzungen	38
Über Schädelbasisbrüche	39
Basisbrüche als offene Brüche. Besondere Bruchformen der Basis, besonders im Bereich des Mittel- und Innenohres. Schwerhörigkeit und Taubheit. Zur Frage der Frühoperation bei Basisbrüchen.	
Chirurgische Behandlung der Spätererkrankungen nach Hirnschädelbrüchen	41
Vorkommen und Behandlung der Jackson-Epilepsie	42
Offene Schädelbrüche, Schußbrüche und Epilepsie. Schädelplastik, Indikation und Technik. Hirnnarbenplastik, Technik, ein- oder zweizeitige Ausführung, Hirnnaht nach Ausschneidung, Plombierung mit Fett oder Muskel, Duranarbenausschneidung und Plastik. Knochentransplantation. Indikation, Autoplastik als Verfahren der Wahl.	
Behandlung der Hirnhautentzündung	46
Behandlung der Hirnabscesse	47
Ausheilungsvorgänge bei Hirnschädelbrüchen	47
Lineare Brüche und Knochenlücken.	
Unfall und Hirngeschwulst	48
Schlußbemerkung: Dauer der Bettruhe bei Hirnschädelbrüchen	48

ISBN 978-3-662-34297-8   ISBN 978-3-662-34568-9 (eBook)
DOI 10.1007/978-3-662-34568-9

Einleitung.

Das Schicksal eines Knochenbruchs bezüglich der idealen, schnellen und störungsfreien Heilung sowie der Notwendigkeit und der besonderen Möglichkeit chirurgischen Handelns hängt örtlich nicht nur von der Form und der Art des Bruches ab, sondern vielleicht noch mehr von der gleichzeitigen Verletzung der dem Knochen benachbarten Organe und Gewebe. Diese allgemeine Behauptung hat ganz besondere Bedeutung bei der Besprechung der Entstehung und Behandlung sowie der Endergebnisse der Brüche des Hirn- und Gesichtsschädels, da einmal gerade hier die Möglichkeit der Mitverletzung umgebender Organe besonders groß ist und da andererseits diese Organe von allgemein lebenswichtiger Bedeutung sind.

Klinik der Hirnschädelbrüche im Allgemeinen.
Schädelbrüche als tödliche Verletzung, Ursache der Todesfälle.

Infolgedessen ist von vornherein jeder Schädelbruch als eine schwere Verletzung zu bezeichnen, wobei im allgemeinen noch der Grundsatz gilt, daß der Bruch der Schädelbasis schwieriger zu beurteilen ist als der Bruch des Schädeldaches. Auch ist nicht nur die **Gesamtsterblichkeit** aller Schädelbrüche (Tabelle), die behandelt wurden, eine unverhältnismäßig hohe, sondern auch die Zahl der Fälle von Brüchen des Hirnschädelknochens, die vor Einleitung irgendwelcher ärztlichen Behandlungsmaßnahmen starben, ist außerordentlich groß. So beobachtete *Vrédensky* z. B. neben 709 behandelten Brüchen des Schädels 495 Fälle, die sofort gestorben waren, d. h. tot oder sterbend eingeliefert wurden. Auffallend ist auch die Tatsache, daß die meisten Todesfälle sich innerhalb der ersten 24 Stunden ereigneten. *Berens* und *Jacoborici* geben an, daß die Anzahl der innerhalb dieses kurzen Zeitraums erfolgten Todesfälle 60% von allen Gestorbenen beträgt, während *Leonormant* ihre Zahl sogar auf 60—80% angibt. Bei diesen schnell eintretenden Frühtodesfällen spielen, neben der noch zu besprechenden schweren Hirnzertrümmerung unter Beteiligung der lebenswichtigen Zentren und Bahnen an Hirnstock und Medulla oblongata, vasomotorische Störungen eine große Rolle. *Lenormant* faßt überhaupt als das Wesentliche bei der Schädelverletzung ein „**vasomotorisches Trauma**" auf, das auch bei mikroskopisch kleinster Verletzung, z. B. in der peribulbären Gegend oder im Bereich des Stirn- oder Scheitelhirns, in Erscheinung tritt. Auch *Wanke* glaubt, daß der Hirnverletzung eine allgemeine Kreislaufstörung, wahrscheinlich mit zentraler Störung des Vasomotorenzentrums, zugrunde liegt. Nach *Lenormant*, dessen Erfahrungen sich sowohl auf Tierversuche wie auf Beobachtungen beim Menschen stützen, tritt im Verlauf dieses vasomotorischen Traumas zunächst eine spastische Kontraktion der Gefäße mit Anämie des Hirns und Hypotension des Liquors ein. Sekundär kommt es dann u. U. sehr schnell zur Gefäßerweiterung und entsprechender Hyperämie des Gewebes und anschließend zum Hirnödem. Beim Fehlen einer Reizung des Vagus kommt es gleichzeitig zur arteriellen Hypertension (Eupnoe, Schnarchen bei intrakraniellem Druck), während die Reizung des Vagus eine Hypotension mit Apnoe bewirkt. Die geschilderten Auswirkungen des vasomotorischen Traumas können nun durch Ausweichen des Liquors (beschleunigte Resorption) in mehr oder weniger kurzer Zeit ausgeglichen werden, so daß bei freiem Durchfluß zum Rückenmarkskanal völlige Rückkehr zur Norm möglich ist. Tritt jedoch durch irgendeinen Umstand eine Störung der Rückresorption auf, so erfolgt infolge zunehmenden inneren Drucks mit Ausdehnung der Hirnhöhlen sowie infolge Hirnödems sehr schnell der Tod. Der schnelle Tod ist also nicht immer mit einer eigentlichen Verletzung des Hirnstiels (*Martel*) verbunden, sondern kann infolge inneren Drucks von den Hirnhöhlen oder durch äußeren Druck, z. B. bei umschriebenen Blutungen mit Einschnürung am Hinterhauptsloch, ebenfalls eintreten. Auf der anderen Seite kann es — vielleicht auf dem Boden eines Dauerspasmus der Gefäße des Plexus chorioideus (*Leriche*) — zu einer Schädigung der liquorbildenden Stätten kommen und so zum klinischen Bilde eines Ventrikelkollaps führen, auf dessen Vorkommen auch *Kirschner* hinweist.

Die Bedeutung der primären mechanischen Schädigung des Hirns bei Schädelbrüchen steht demnach unter Berücksichtigung der überwiegenden Mehrheit von Frühtodesfällen außer Zweifel. Im Vordergrund der Beurteilung eines Schädelbruchs hinsichtlich der Art der Behandlung und hinsichtlich der Prognose steht daher die Frage, ob eine Beteiligung des Hirns oder der Hirnhäute vorliegt. *Kirschner*, der unter seinen 113 Frakturen des Schädels eine Gesamtmortalität von 26% feststellte, beobachtete seine Todesfälle nur bei gleichzeitiger Verletzung von Hirn und Knochen, während die Schädelbrüche ohne Hirnverletzung — auch die offenen! — ohne tödlichen Ausgang verliefen. Die Verletzungen des Schädelknochens an sich können demnach nicht als lebensgefährliche Verletzung bezeichnet werden, auch nicht dann, wenn es sich um offene Brüche handelte. Allerdings stellen die offenen Schädelbasisbrüche insofern eine Ausnahme dar, als sie trotz Eröffnung der stets infektionsgefährdeten Höhlen des Nasenrachen- und Mittelohrraums nicht primär versorgt werden können, im Gegensatz zu den offenen Brüchen des Schädeldaches, dessen sofortige Wundversorgung — wie wir noch sehen werden — unbedingt geboten ist und dessen Ergebnisse deshalb auch nach eigenen Erfahrungen als ausgezeichnet angesehen werden müssen. Die Verletzung des Hirns und seiner Häute bei Frakturen kann bestehen in einer einfachen Erschütterung, in einer Kontusion oder Kompression — innere oder äußere — des Hirns. In jedem Fall erfolgt eine Beeinträchtigung der Hirnfunktion früher oder später; hinzu treten Hirnödem, Drucksteigerung des Liquors infolge Hypertension, Kollaps der Ventrikel infolge Hypotension des Liquors. Wenn auch Blutungsherde innerhalb der Hirnsubstanz infolge Gefäßverletzung vorkommen, so stehen im Vordergrunde der Blutungen doch die Hämatome infolge Verletzung der Duragefäße oder eines Sinus. Es kommt dabei zu subduralen Blutungsherden oder zu extraduralen Blutungen. Dabei besteht im allgemeinen nicht die Gefahr einer Verblutung, sondern die Gefahr besteht in einer zunehmenden Kompression des Hirns infolge Ausdehnung des Hämatoms.

Kirschner fand, daß im Vordergrund der Todesursachen die Hirnzertrümmerung (Contusio) stand, 16 von 26, erst in weitem Abstand (4) folgten umschriebene Hämatome über oder unter der Dura. *Struppler* stellte bei seinen Todesfällen — unter 483 Frakturen 10% — fest, daß neben der eigentlichen Hirnzertrümmerung Fettembolien und schwere echte Purpura haemorrhagica als Todesursache in Frage kommen.

Statistik über Todesfälle.

Frakt.-Zahl	Insgesamt		Basis	
	Connors	28%	Kartavova	66%
	Berens	27%	Belovzer	42,3%
	Jacoborici	26,6%	Zalliard	31%
	Torkildsen	26%	Debrecz	20,5%
113	Kirschner	26%	Voss	20,5%
	Kraas, Halle	26%		
	Herzberg	25,5%		
	Jacobsen, Kiel	22%		
	Mauritz	17,5%		
257	Giacobke	17,1%		
483	Struppler	10%		

Vorwiegend: Contusio oder Meningitis.
Daneben: Purpura haemorrhagica. Fettembolie. Epi-subdurale Hämatome.

Offene Brüche.
Wanke Insgesamt 41% (!), bei Duraverletzungen 30%, bei Hirnverletzungen 60%.

Im großen Beobachtungsgut des Bergmannsheil finden sich selten späte Todesfälle, bei denen sich weder bei operativer Freilegung des Schädelinneren noch auch bei späterer Autopsie irgendwelche pathologisch-anatomischen Veränderungen fanden. Auch *Sommer* berichtet über einen derartigen Fall, der bei klonischen Zuckungen an allen Extremitäten, im Gesicht, bei tiefer Bewußtlosigkeit ad exitum kam. Weder bei der wegen Verdacht auf Hämatom entnommenen Trepanation einschließlich Ventrikelpunktion, noch bei der Autopsie wurde irgendein Befund am Hirn oder am Hirnstamm festgestellt. Ob auch in derartigen Spätfällen das „vasomotorische Trauma" als die Ursache des Todes angenommen werden darf, scheint mir sicher.

Es muß an dieser Stelle noch auf die sehr wichtige Beobachtung hingewiesen werden, die besonders hinsichtlich echter lästiger Resterscheinungen und dessen Bewertung bei etwaiger Begutachtung von Bedeutung ist. Die Schwere der anfänglichen Erscheinungen bei einem Schädelbruch läßt keinen sicheren Schluß auf die Möglichkeit der Heilung zu, es bestehen mithin keine Wechselbeziehungen zwischen einem schweren Anfangszustand und endgültiger Spätheilung. Man kann deshalb auch bezüglich der Länge der Dauer einer Bewußtseinsstörung nur unter Vorbehalt die Prognose für das endgültige Schicksal stellen; wohl wird man bei schweren anfänglichen Erscheinungen die Dauer und Höhe etwaiger Rentenbemessungen für die Übergangszeit danach bewerten.

Während die frühzeitig eintretenden Todesfälle auf die Mitbeteiligung des Hirns zurückzuführen sind, erfolgen die überwiegende Mehrzahl der späten Todesfälle, deren Zahl ganz erheblich (nach dem 7. Tag nur noch 1%, *Kartavova*) geringer ist, durch eine hinzutretende Infektion entweder am Orte der Verletzung (Meningen) oder an anderer Stelle (Lunge). Die Gefahr der Meningitis ist bei den Brüchen des Schädeldaches verhältnismäßig gering, wird doch sogar bei offenen Schädeldachverletzungen mit Hirnbeteiligung eine geringere Mortalität angegeben als bei den geschlossenen Frakturen (*Kirschner*). Um so größer ist jedoch die Gefahr bei den Schädelgrundbrüchen, die in der überwiegenden Mehrheit als offene Frakturen anzusehen sind, namentlich wenn es sich um Brüche der vorderen und der seitlichen Anteile der Basis handelt (*Voß*). Die Gefahr einer Meningitis ist hier deshalb so sehr groß, weil vom Nasenrachenraum und von frischen und chronischen Entzündungsprozessen im Mittelohr und Warzenfortsatz (transtubare Infektion — *Terbrüggen*) zahlreiche

Infektionsmöglichkeiten gegeben sind. So wurden u. a. auch von Schädelgrundbrüchen ausgehende Fälle epidemischer Cerebrospinalmeningitis (*Voß*, *Terbrüggen*) sowie auch Influenza-Meningitis (*Prinz*) beobachtet. Insofern sind also die Schädelgrundbrüche, die mit Blutungen und Liquorfluß aus Nase, Mund und Ohr einhergehen, außerordentlich vorsichtig zu beurteilen. *Rehnberg* beobachtete unter 94 Basisbrüchen 8 Fälle von Meningitis, bei denen er die Ursache meist in rhinogener Infektion fand. Besonders muß noch auf die Brüche der vorderen Schädelgrube hingewiesen werden, bei denen eine Beteiligung der Stirnhöhle vorliegt, hier ist ebenfalls Zurückhaltung bei der Beurteilung des Verlaufs immer angebracht. Die Meningitis tritt unter den üblichen Erscheinungen meist nach 2—3 Tagen auf (*Bates*), die sehr seltenen Hirnabscesse — meist im Bereich einer intracerebralen Blutung oder eines Einweichungsherdes — fallen in ein späteres Stadium.

Die Gefahren des tödlichen Ausgangs von seiten der Lungen treten hinter denen der örtlichen Infektion zurück. Hier ist es besonders die Lungenentzündung in Form der Bronchopneumonie oder die hypostatische Pneumonie auf Grund von Infarkten bei Embolien.

Brüche der Schädelbasis und des Schädeldaches sind nur in den seltensten Fällen ohne irgendwelche Hirnbeteiligung beobachtet worden. Die leichteste Form einer derartigen Beteiligung dürfte in einer vorübergehenden Hirnerschütterung zu suchen sein, die mit einer mehr oder minder ausgedehnten retrograden Amnesie einhergeht.

Wichtigkeit der Röntgenuntersuchung.

Die allseits aufgestellte Forderung, in jedem Fall einer Commotio eine Röntgenaufnahme des Schädels in mehreren Richtungen anzufertigen, ist unbedingt zu bejahen! Bei dem heutigen Stand der Aufnahmetechnik kann dadurch jede Fraktur sichergestellt werden. Bezüglich der Grundbrüche sind von *Schüller* besondere Angaben über Aufnahmetechnik veröffentlicht. Wesentlich für die genaue Feststellung von Schädeldachbrüchen, besonders mit Rücksicht auf sonst leicht zu übersehene und dabei oft vorhandene kleinere Eindellungen und Intimaabsprengungen, z. B. auch bei Sternbrüchen, sind die von *Dyes* geforderten tangentialen Aufnahmen an verdächtigen Stellen. In diese Reihe gehören auch die Forderungen von *Dittmar* und von *Lossen* nach Schrägaufnahmen in mehreren Richtungen. Im Bergmannsheil-Bochum werden grundsätzlich Aufnahmen in der Vorderansicht, Seitenansicht sowie eine Aufnahme der Schädelbasis gemacht. Wir sind damit immer ausgekommen.

Differentialdiagnostisch können manche Einzelheiten schwierig zu beurteilen sein. *Grashey* weist besonders auf die Deutung mancher charakteristischer Linien als Gefäßfurchen (Abb. 1) hin, ebenso soll die Kranznaht bei Aufnahmen in den verschiedenen Richtungen Frakturlinien vortäuschen (Felsenbein).

Klinik der frischen Hirnschädelverletzung.

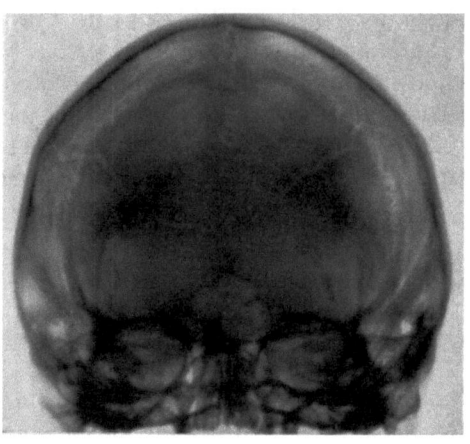

Abb. 1. Fall P. 25. II. 1939. Keine Frakturen, sondern Gefäßlinien, die fast symmetrisch verlaufen.

Die immer wieder als typisch bezeichneten sog. „Brillenhämatome" sind nach neuern Beobachtungen und Erfahrungen (*Schmieden*) keineswegs beweisend für einen Schädelgrundbruch. Dagegen fanden sich bei Brillenhämatomen radiologisch häufig Frakturen des Gesichtsschädels, insbesondere des Oberkiefers.

Daß Ausfluß von Blut und Liquor, sehr oft kombiniert als dünnflüssiges Blut, sichere Anzeichen einer knöchernen Verletzung sind, bedarf keiner besonderen Begründung.

Bewußtseinsstörungen sind stets ein sicheres Zeichen dafür, daß eine schwere Beeinträchtigung des Hirns vorliegt, Benommenheit ist oft eine Vorstufe. Nicht zu vergessen ist, daß jedoch bei Verletzungen des Stirnhirns fast nie Bewußtseinsstörungen beobachtet werden. Die Dauer der Bewußtseinsstörung wird verschieden lang angegeben, sie hängt von dem Ausgleich der im Schädelinneren sich abspielenden Vorgänge (Druckerhöhung) ab, *Hellner* beobachtete unter 58 Fällen von Bewußtlosigkeit 18 Fälle, bei denen die Dauer der Störung länger als 24 Stunden betrug.

Das häufigste Symptom der Hirnbeteiligung ist wohl die Erhöhung des intrakraniellen Drucks, der stets einen ernsthaft bedrohlichen Zustand darstellt. Er bedingt verschiedenartige Grade von Bewußtseinsstörungen, von leichter Benommenheit schnell oder langsam zu tiefster Bewußtlosigkeit übergehend.

Seine Ursachen sind entweder in zunehmenden intrakraniellen Blutungen zu suchen oder in einer Störung des Liquorgleichgewichts. Diffuse Blutungen finden sich meist bei Verletzungen der

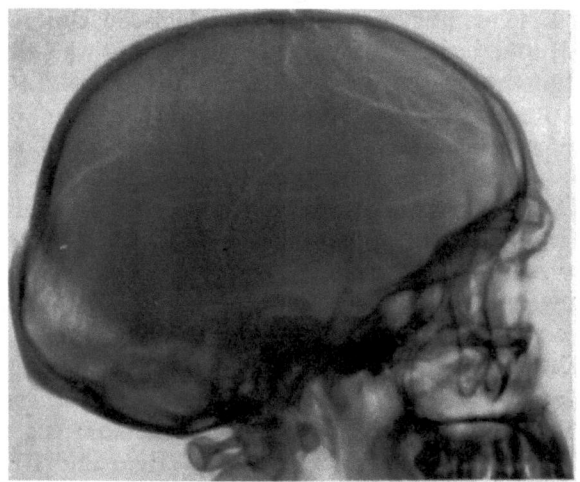

Abb. 2.

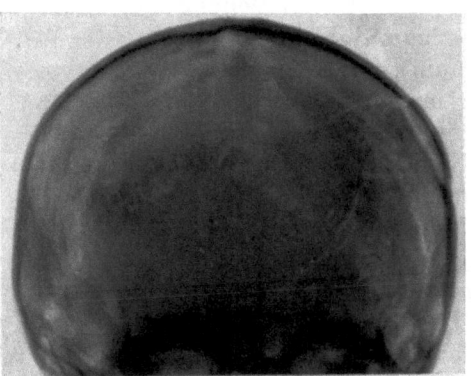

Abb. 3.

Abb. 2 u. 3. Fall T., 29 J. 24. X. 1938 mit stumpfem Gegenstand auf den Kopf geschlagen worden. Stark benommen, Druckpuls. Röntgenbild: Sprungsystem im l. Schläfen- und Scheitelbein durch direkte einseitige Gewalt ohne Gegenwirkung.

weichen Hirnhaut und ihrer Gefäße, während umschriebene Blutungsherde charakteristisch sind für Verletzungen der Dura und der in ihr verlaufenden Gefäße (A. men. media, Sinus). Die Blutergüsse (vgl. Abb. 25) liegen entweder unter der harten Hirnhaut (subdurale Hämatome) oder sie breiten sich — meist bei Meningia media-Verletzung — zwischen der harten Hirnhaut und dem knöchernen Schädel aus (extradurale Hämatome). Je nach Sitz, Ausdehnung und Blutmenge machen sie die für ihre Diagnose typischen Erscheinungen (genaue neurologische Untersuchung erforderlich!) und bedingen mehr oder weniger starke Beeinträchtigung des Innenraums im Hirnschädel und dadurch des Hirns selber.

Neben umschriebenen und diffusen Blutungen finden sich aber die viel unangenehmeren Liquorveränderungen als Ursache der Änderung der intrakraniellen Druckverhältnisse. *Lenormant* und *Patel* haben, wie oben schon kurz mitgeteilt, erfahrungsgemäß im Tierversuch und beim Menschen beobachten können, daß normalerweise Änderungen des intrakraniellen Drucks, durch Liquor bedingt, rasch abklingen und ausgeglichen werden können. Der Liquordruck steigt z. B. bei entsprechender Injektion isotonischer Kochsalzlösung parallel der injizierten Menge. Diese Drucksteigerung ist an sich von kurzer Dauer, sie wirkt um so länger, je größer die Menge der Injektionsflüssigkeit ist. *Lenormant* zog daraus den Schluß, daß der gesamte Subduralraum (Hirn und Rückenmark) eine große Menge isotonischer Flüssigkeit aufnehmen und rasch resorbieren kann. Kommt es nun bei einer knöchernen Schädelverletzung zu einer Unterbrechung der Verbindungswege vom Ventrikelsystem zum Subarachnoidalraum des Rückenmarks (z. B. Foramen magnum), so treten schwerste Störungen im intrakraniellen Raum mit Ansammlung von vermehrter Flüssigkeit im Ventrikelsystem und den cerebralen Subarachnoidalräumen ein, es kommt zum Hirnödem und zu erhöhtem intrakraniellem Druck.

Weiter wurde von *Albert* festgestellt, daß eine sehr starke intrakranielle Drucksteigerung eine Steigerung des arteriellen Blutdrucks bedingt. Diese Beziehung zwischen einer Hypertension von Liquor und Blut tritt aber nur dann in Erscheinung, wenn die intrakranielle Drucksteigerung genügend groß ist, sie ist dann aber unabhängig davon, ob eine Störung der Verbindung zwischen cerebralem und spinalem Liquorraum besteht oder nicht. Diese durch dauernde vergleichende Messungen nachgewiesene Blutdrucksteigerung läßt also nicht ohne weiteres einen Schluß auf eine Störung der Kommunikation der Subarachnoidalräume, Blockade am Foramen occipitale, zu; aber es ist wichtig, zu wissen, daß bei vorsichtiger Liquorentleerung durch Lumbalpunktion ein Sinken des Blutdrucks nur dann eintritt, eine Lumbalpunktion also ihren Zweck der Entlastung des intrakraniellen Drucks nur dann erreicht, wenn keine Blockade am Foramen occipitale vorliegt.

Umgekehrt wird bei Blockade am Foramen magnum keine Beeinflussung des intrakraniellen Drucks durch Lumbalpunktion und damit auch keine Änderung des Blutdrucks zu erwarten sein,

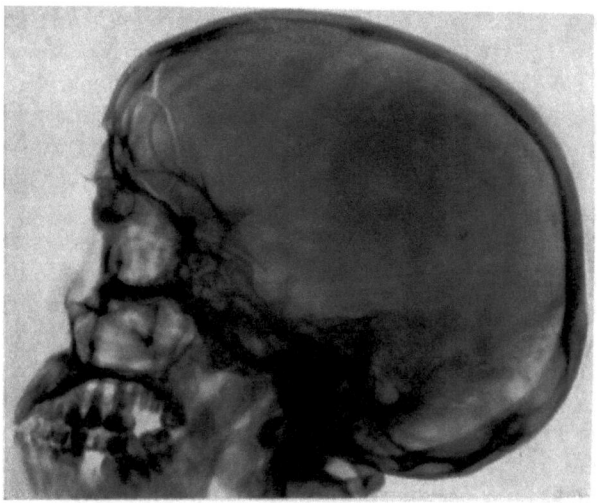

Abb. 4.

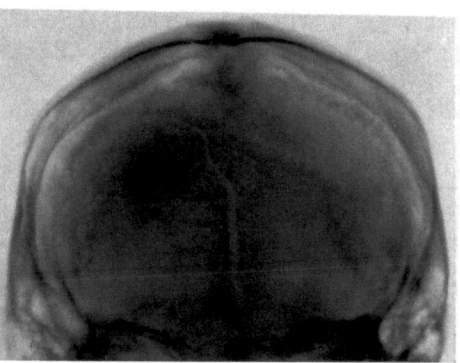

Abb. 5.

Abb. 4 u. 5. Fall Sch. 22. III. 1939. Sprungsystem im Bereich des Stirnbeins mit senkrecht verlaufender Bruchlinie, die das Stirnbein in der Mitte teilt, Fortsetzung des Bruches auf Basis, Abbruch des Dorsum sellae (!). (Gegen Eisenbalken gefallen.)

außerdem wird man bei einer derartigen Blockade auch bei der Lumbalpunktion keine Erhöhung des Liquordrucks feststellen können. In diesem Fall tritt weiter bei Ablassen von wenig Liquor ein rascher Druckabfall des Liquors ein, da ja eine Verbindung zum Liquor im Hirnraum und damit zur Liquordruckerhöhung nicht vorhanden ist.

Aus diesen Feststellungen kann somit der zur Diagnostik wichtige Schluß gezogen werden, daß das **Ergebnis der Lumbalpunktion und das Verhalten des arteriellen Blutdrucks als ein Kriterium der Abflußbehinderung anzusehen ist!** Bemerkenswert ist in diesem Zusammenhang noch der sicherlich berechtigte Vorschlag von *Arnaud*, eine Blockade unter Umständen durch eine möglichst frühzeitige Lumbalpunktion zu vermeiden. So gewinnt die Vornahme der Lumbalpunktion neben ihrer therapeutischen auch diagnostische Bedeutung.

An dieser Stelle muß noch darauf hingewiesen werden, daß Fälle von Ventrikelkollaps beobachtet werden (*Zenker-Hardt*), die klinisch dem Bilde der Hirnerschütterung ähneln können und natürlich eine andere Behandlungsart bedingen. Ein charakteristisches Zeichen ist klinisch zunächst nicht vorhanden, auffallend ist nur die sehr starke Senkung des Liquordrucks sowie ein niedriger Blutdruck (vgl. S. 4 und 27).

Manche Berichterstatter (*Fontaine*) treten dafür ein, an die immer im Liegen (!) auszuführende Lumbalpunktion eine Encephalographie anzuschließen, indem man nach Einblasung einer dem abgelassenen Liquor entsprechende Menge Luft den Patienten aufsitzen läßt. Man will auf diesem Wege z. B. einen Ventrikelblock feststellen. Es wird aber mit Rücksicht auf den meist vorhandenen schlechten Allgemeinzustand bei ernsthaften frischen Schädelbrüchen wohl fast immer auf diese Maßnahme zu verzichten sein.

Neuerdings empfehlen *Lapidari* und *Pecco* die Lufteinblasung in die Liquorräume als Ersatz für den bei Druckanstieg vermehrtem Liquor bis zu 120 ccm. Es wird angegeben, daß dadurch nicht nur akut-bedrohliche Zustände behoben werden konnten, sondern auch eine blutstillende Wirkung zu beobachten war. Nach Ansicht *Lapidaris*, der dieses Verfahren als Pneumencephalon bezeichnet, werden Blutansammlungen infolge der starken Liquoraufwühlung der Aufsaugung schneller zugeführt, während auf der anderen Seite die eingeführte Luft zum Ausgleich der gestörten Druckverhältnisse beiträgt, weil die Luftresorption rascher vor sich gehen soll.

Ebenso dürfte es sich auch mit einer nur zu diagnostischen Zwecken vorzunehmenden Ventrikulographie verhalten, die von einigen Berichterstattern angewandt wird bei Verschluß der Verbindung zwischen Hirn und Lumbalraum. Man sucht dazu immer die Hinterhörner der Seitenventrikel aus, *Biancherri* empfiehlt ein von ihm angegebenes Meßinstrument. Die Bohrlöcher werden 3 cm oberhalb und $2^1/_3$ cm seitlich der Protuberantia occipitalis angelegt, zur Punktion des Hinterhorns des jeweiligen Seitenventrikels zielt man auf den gleichseitigen Stirnhöcker. Die Ventrikulographie dürfte in den meisten Fällen nicht gelingen, wenn Hirnödeme vorhanden sind, sie ist aber gut möglich bei Ventrikelerweiterung infolge Blutung in den Ventrikelraum oder Liquorstauung.

Als ein weiteres diagnostisches Hilfsmittel gilt die von *Löhr* sehr befürwortete Arteriographie. Wenn auch die Deutung der Röntgenbilder etwas schwierig ist, wird man doch bestimmte Schlüsse auf Verletzungen der Gefäße z. M. der Meningea media und auf den Sitz von umschriebenen Blutergüssen ziehen können. Die Technik, der man völlige Gefahrlosigkeit nachsagt und die auch noch bei schwersten Zuständen angeblich möglich und erfolgversprechend ist, ist einfach: man injiziert etwa 6 ccm Thorotrast in die Carotis interna, die vorher freigelegt werden muß.

Die meisten Schädelhirnverletzten werden uns in schwerem Zustand bewußtlos eingeliefert und verlangen sofortiges chirurgisches Handeln. Man wird auch ohne Rücksicht auf einen bestehenden Shock, dessen Auswirkungsgrade beim Schädeltrauma wohl etwas überschätzt werden und dessen Vorhandensein uns weder von der genauen Diagnosestellung noch vom therapeutischen Handeln abhalten darf, eine Klarstellung des Befundes vornehmen müssen. Wichtig ist dabei sicher in erster Linie die genaueste neurologische Untersuchung, für die der Chirurg das nötige Rüstzeug besitzen muß, damit keine kostbare Zeit verlorengeht. *Jaeger-Kessel* stellen ein zur Diagnosestellung gebräuchliches Schema auf, das nach der neurologischen und röntgenologischen Untersuchung die genaueste Beobachtung und Kontrolle von Puls, Blutdruck, Atmung und Temperatur vorsieht. Ganz besonders ist noch darauf hinzuweisen, daß mitunter die wichtigsten Anhaltspunkte für die Klärung der Diagnose aus der Veränderung des Zustandsbildes gewonnen werden. *Johner* beobachtete z. B. häufig bei extraduralen Hämatomen ein allmählich zunehmendes Symptombild unter den Zeichen einer spastisch-atonischen Hemiplegie. Weiter wenden *Jaeger-Kessel* die Lumbalpunktion und Untersuchung des Liquors sowie schließlich die Probebohrung an.

Letztere, die auch von *Guleke* und *Kirschner* befürwortet wird, wird stets bei Verdacht auf intrakranielle Blutungen auszuführen sein, sie ist wichtig zur Lokalisation eines Hämatoms auch bei Meningeaverletzungen und damit auch Vorbedingung für die Wahl des Ortes des operativen Eingriffs. *Jaeger-Kessel* schlagen vor, grundsätzlich auf jeder Seite 2 Bohrlöcher anzulegen, und zwar am vorderen und hinteren Krönlein-Punkt (vgl. auch S. 31/32).

Hat man die Möglichkeit, zunächst abzuwarten, so wird man nach wenigen Stunden genauer Beobachtung Schlüsse auf die intrakraniellen Druckverhältnisse, besonders beim umschriebenen Hämatom, ziehen können. Anzeichen für ein langsam entstehendes, subdurales oder extradurales Hämatom sind oft: lichter Zeitraum zwischen anfänglicher Bewußtlosigkeit beim Unfall und erneuter Bewußtseinsstörung, dazu eintretende motorische Unruhe, Pupillenstarre auf der betreffenden Seite und fortschreitende spastische Lähmungen der Extremitäten auf der anderen Seite. Für eine Hämorrhagie der mittleren Schädelgrube sprechen z. B. neben den eben erwähnten Symptomen eine völlige Oculomotoriuslähmung derselben Seite mit deutlicher spastischer Lähmung der Extremitäten auf der anderen Seite. Überhaupt sind natürlich aus den Ausfallserscheinungen neurologischer Art genaue Schlüsse auf den Sitz des Hämatoms zu ziehen, namentlich hinsichtlich der Schädelbasis bei Erscheinungen von seiten der Hirnnerven (vgl. Tabelle).

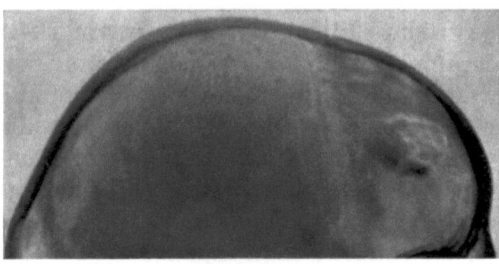

Abb. 6.

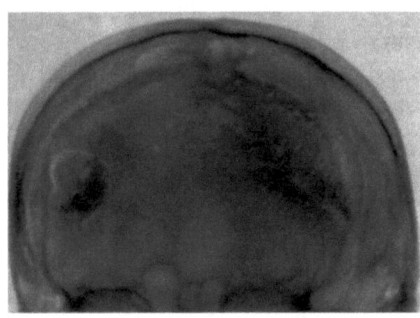

Abb. 7.

Abb. 6 u. 7. Fall K. 13. VII. 1938 Absturz 15 m nach Steinschlag gegen Kopf. Offener Trümmerbruch des Stirnbeins (Lochbruch!). Keine Bewußtlosigkeit. Wundversorgung, kleiner Durariß, Splitter entfernt, Duranaht. Am 12. IX. 1938 als Kohlenhauer wieder angefahren, neurologisch und psychisch o. B.

Beteiligung der Hirnnerven bei Grundbrüchen (nach *Hellner*).

Olfactoris	8%
Hypoglossus	9%
Abducens	9—10%
Opticus	10% (Papillenatrophie frühestens nach 14 Tagen)
Facialis Acusticus	} 40%!
Oculomotorius Trigeminus Trochlearis	} selten

Klinik der Hirnschädelbrüche im Allgemeinen. 15

Bei Steigerung des intrakraniellen Drucks infolge Ventrikelblockade, die oft durch Verlegung der Verbindungen infolge Blutgerinnsel entsteht, finden sich, da beide Hirnhemisphären beteiligt sind, spastische Lähmungen aller Extremitäten, beiderseitige Pupillenstarre, Nystagmus und Aufhebung aller Augenbewegungen.

Die klinischen Anzeichen zunehmender intrakraniellen Drucksteigerung, die in wieder auftretender Bewußtlosigkeit, mehr oder weniger ausgedehnten spastischen Lähmungen der Extremitäten bestehen, treten entweder schnell oder langsam ein und bedingen unter Umständen schnelles chirurgisches Handeln. Die Schwere des Zustandes äußert sich klinisch in sehr starker Pulsverlangsamung (oder Beschleunigung des Pulses) mit Druckpuls, Erbrechen, zunehmender Störung der Atmung (Cheyne-Stoke); hohe Temperaturen (Hyperthermie) deuten meist auf

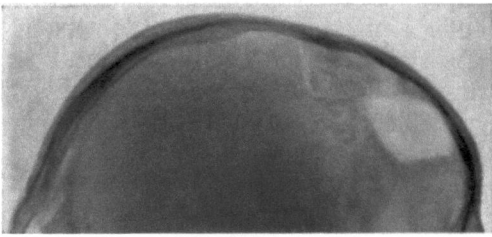

Abb. 8.

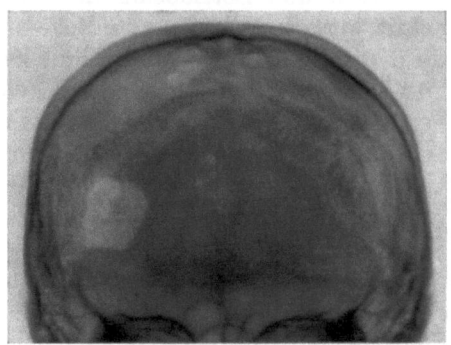

Abb. 9.
Abb. 8 u. 9. Fall K. Nachschau 4. IV. 1939. Völlig beschwerdefrei geblieben. Arbeitet als Hauer vor Kohle.

starke Hirnkompression oder Hirnzertrümmerung hin, sie sind ebenso wie der zunehmende komatöse Zustand und die starren Pupillen als ernstes und bedrohliches Zeichen zu bewerten. Es darf vorausgeschickt werden, daß in solchen Fällen operative Eingriffe immer mehr für angezeigt gehalten werden und daß die operativ eingreifenden Chirurgen mit ihren Erfolgen sehr zufrieden sind.

An dieser Stelle muß noch auf eine Erscheinung hingewiesen werden, die selten nach Schädelknochenverletzung auftritt und als Pneumatocephalus bezeichnet wird. *Kilian* stellte 1938 aus dem Schrifttum 110 Fälle zusammen. Die Luftansammlung im Bereich des Schädelinneren entsteht bei Schädelbasisbrüchen, wenn die pneumatischen Gesichts- und Schädelknochenhöhlen eröffnet sind. Besonders häufig findet man sie bei Stirnbeinbrüchen. Die Feststellung gelingt nur durch das Röntgenbild, meistens ist die Luftansammlung nach wenigen Tagen (*Berner*) verschwunden, ohne daß eine besondere Behandlung notwendig ist. Man hat Luftansammlungen extracerebral über oder unter der Dura festgestellt sowie intracerebral als Hirnemphysem und schließlich im Ventrikelsystem, so daß von einem Spontanventrikulogramm gesprochen wurde. Nach *Kilian* beträgt die Mortalität etwa 26%; die Todesfälle sind aber überwiegend auf die operativen Eingriffe zurückzuführen, so daß sich heute fast ausschließlich der konservative Standpunkt durchgesetzt hat.

Häufigkeit und Vorkommen der Hirnschädelbrüche.

Bei Besprechung über die Häufigkeit des Vorkommens stimmen alle Berichterstatter darin überein, daß bei Straßenunfällen und Betriebsunfällen die meisten Schädelbrüche beobachtet werden. *Kirschner* stellte fest, daß bei allen Verkehrsunfällen, die in die Behandlung seiner Klinik kamen, die Kopfverletzungen mit 28% aller Verletzungen an erster Stelle standen. Man kann geradezu von einer parallel verlaufenden Entwicklung der zunehmenden Beobachtung von Schädelbruchverletzungen und der Zunahme der Verkehrsunfälle überhaupt sprechen. Erfahrungsgemäß spielen dabei weniger die direkt durch ein Verkehrsmittel hervorgerufenen Schädelverletzungen eine Rolle als vielmehr solche Verletzungen des knöchernen Schädels, die durch Hinweg- oder Beiseiteschleudern des Körpers mit großer Schwunggewalt entstehen. Die Schwere der Kopfverletzungen bei Verkehrsunfällen geht daraus hervor, daß 54,4% (!) aller Todesfälle, die durch Verkehrsunfälle bedingt waren, durch Kopfverletzungen hervorgerufen waren. Dabei dürfte der Schädelbasisbruch — auch *Buhtz* weist darauf hin — im Vordergrunde stehen. Nach *Lenormant* waren 40%, nach *Bates* 49% aller von ihnen behandelten Schädelverletzungen durch Verkehrsunfälle entstanden. Daß dabei der Alkoholismus in sehr vielen Fällen eine tragische Rolle spielte, sei nur am Rande bemerkt. Bei Flugzeugunglücken finden sich nach *Ruff* Kopfverletzungen in 50% aller Fälle, 70—80% aller Todesfälle bei Flugzeugunfällen sind auf Kopfverletzungen zurückzuführen (!). Daß aber auch bei Betriebsunfällen, namentlich im Bergbau oder im Baugewerbe, sehr häufig Kopfverletzungen vorkommen, steht nach unseren Erfahrungen außer Zweifel. Im Bergbau sind es besonders häufig offene schwere Zertrümmerungsbrüche des Schädeldaches sowie Schädelgrundbrüche mit schwersten Hirnerscheinungen, die entweder durch Verschüttung oder durch Fall von Gestein, Kohle oder Balken aus großer Höhe, sowie häufig durch Absturz im Schacht, wobei der Verletzte im engen Raum herumgeschleudert wird und immer wieder mit dem Kopf aufschlägt, hervorgerufen werden. Bemerkenswert ist ein von *Künicke* beobachteter Fall, bei dem durch Explosion eines Ölfasses ein tangentialer Abriß einer Knochenplatte entstand.

Beim Sport sind Schädelbruchverletzungen selten, man beobachtete sie früher bei Mensuren. Die beim Boxen festgestellten Frakturen sind nicht (*Müller, Kappis*) durch den Boxschlag, sondern durch Fallen meist auf den Hinterkopf zustande gekommen.

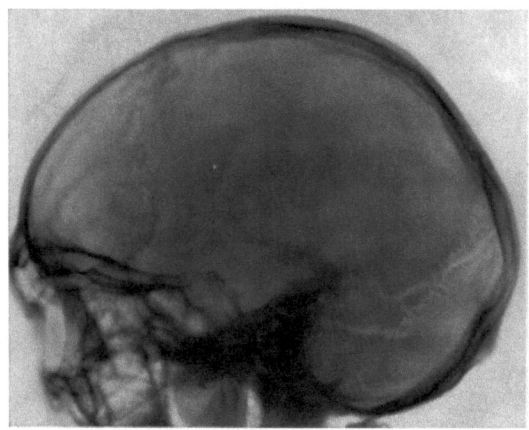

Abb. 10. Fall L. 22. III. 1939. Breit klaffende Bruchlinie, die rund um das Hinterhauptsloch verläuft. Fall auf den Hinterkopf. Basaler Ringbruch?

Im übrigen erfolgen die durch den Boxkampfsport öfter beobachteten Todesfälle bei Jugendlichen durch subdurale Hämatome (*Knoll*), die bei der Probebohrung festgestellt und abgelassen werden können (*Häbler*).

Bruchformen des Schädeldachs und des Schädelgrundes.

Hinsichtlich der Bruchformen unterscheidet man neben einfachen linearen Spaltbrüchen Splitterbrüche mit oder ohne Eindellungen. *Hallermann* trifft eine Einteilung der Schädelbrüche nach der Art und Weise der Reaktion des Knochens auf die verschiedenen Belastungsgeschwindigkeiten. Er spricht von elastischen Brüchen bei mittlerer Belastungsgeschwindigkeit; bei stark erhöhter Belastungsgeschwindigkeit von spröden Brüchen. Bei den elastischen Brüchen entstehen durch Zugkräfte einfache

Fissuren und lineare Brüche sowie Sternbrüche, wobei es nie zu einer Internaabsprengung kommt. Bei den sog. spröden Brüchen treten durch Schubkräfte Impressionen oder Schubbrüche mit Abflachung des Knochengewölbes ein, dabei werden stets mehr oder weniger ausgedehnte Internaabsprengungen festgestellt, die oft zu einer Verletzung von Dura oder Hirn führen. *Buhtz* kommt zu ähnlicher Einteilung, indem er bei umschriebener Angriffsfläche auf den Knochen durch stumpfe Gewalt zwischen einem Sprungsystem (Abb. 2—5), terrassenförmig eingedrückten Brüchen (Abb. 14—17)

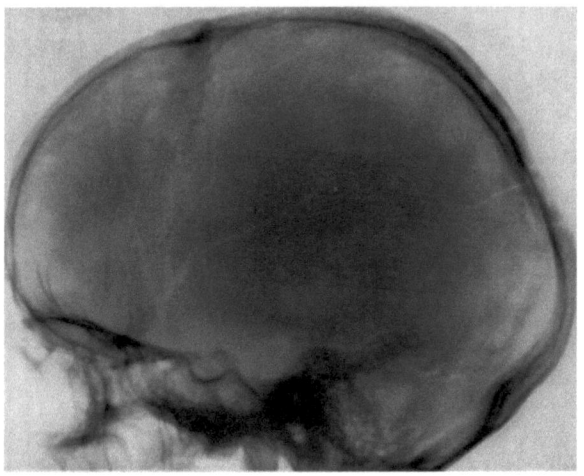

Abb. 11. Fall A. 2. III. 1939. Lineare Fraktur, die als zirkuläre Bruchlinie den Schädel in eine kleinere hintere und eine größere vordere Hälfte teilt. (Ventraler [hinterer] Ringbruch des Scheitels.)

und Lochbrüchen (Abb. 6—9) unterscheidet. *Count* und *Hocksema* haben bei ihren Beobachtungen über die meist durch Verkehrsunfälle hervorgerufenen Bruchformen fast als gleichmäßig anzusehende Symmetrien der linearen Brüche feststellen können. Sie fanden symmetrisch beiderseitige Fissuren oder median verlaufende Bruchlinien mit Teilung des Schädels in 2 Hälften. Sie konnten unterscheiden zwischen **basalen Ringbrüchen** (Abb. 10), die in der **hinteren Schädelgrube** um das Foramen occipitale verliefen und die sie sich so entstanden dachten, daß bei einwirkender Gewalt am Hinterkopf unter Berücksichtigung des Schädelgewichts (Gesichtsteil) eine Einkeilung der Wirbelsäule in den Schädel erfolgt, und **ventralen Ringbrüchen des Scheitels**, bei denen der Hirnschädelknochen in ein vorderes oberes und ein hinteres unteres Bruchstück buchstäblich gespalten wurde (Abb. 11

bis 13, 33, 34). Schließlich fanden sie symmetrische Bruchlinien der Basis, z. B. der Orbitaldächer, die entweder quer oder längs gestellt waren, je nach der Richtung der einwirkenden Gewalt.

Isolierte Brüche an der Schädelbasis sind nach allgemeiner Erfahrung sehr selten, sie sind oft nur durch Sonderaufnahmen (*Schüller*) im Röntgenbild festzustellen. Meist setzen sich die Bruchlinien von der Schädelbasis auf das Schädeldach, seltener auf die Knochen des Gesichtsschädels fort. Die Bruchlinien an der Schädelbasis finden sich selten dort, wo verstärkte Knochenteile vorhanden sind (vgl. Abb. 32), manchmal werden dabei Abbrüche am Türkensattel festgestellt (Abb. 4).

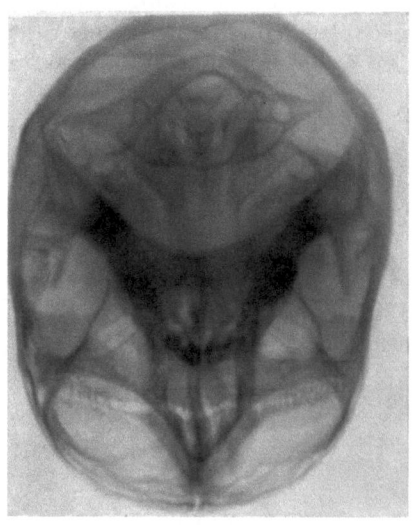

Abb. 12.

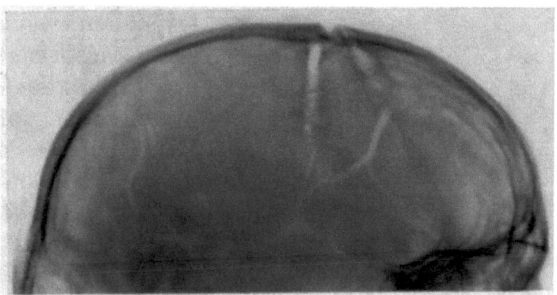

Abb. 13.

Abb. 12 u. 13. Fall N., 19 Jahre. Röntgenbild 11. XI. 1938. Sprengung der Naht zwischen Stirn- und Scheitelbein. Außerdem längsverlaufende Fraktur im Stirnbein. Die Frakturen sind besonders gut auf der Sonderaufnahme der Schädelbasis zu sehen. Der 19jähr. Junge ist mit dem Kopf zwischen 2 Wagen geraten, leichte Benommenheit und Erbrechen. Aufstehen am 8. XII. 1938, am 10. XII. 1938 ohne Beschwerden zum Hausarzt entlassen. Berstungsbruch, entstanden zwischen 2 harten Gegenständen. (Vgl. auch *K. H. Bauer*.) Ventraler (vorderer) Ringbruch des Scheitels.

Bruchform und angreifende Gewalt.

Was nun die Beziehung zwischen der angreifenden Gewalt und ihrer Richtung einerseits und dem Verlauf der linearen Bruchlinien andererseits angeht, so wird festzustellen sein, daß die Bruchlinien der einwirkenden Gewalt parallel verlaufen. Durch Einwirkung stumpfer Gewalten entsteht eine Fraktur als Sprung im Knochen bei Überschreitung der Elastizitätsgrenze des Knochens, und zwar meist an der Stelle der stärksten Span-

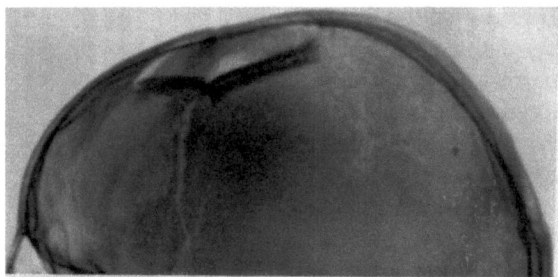

Abb. 14.

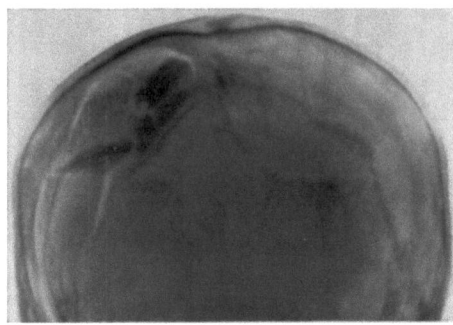

Abb. 15.

Abb. 14 u. 15. Fall W. 19. XII. 1937. Eisenschiene gegen Kopf geschlagen, bewußtlos, spastische Lähmung des rechten Armes. Erhebliche geschlossene Impressionsfraktur des Scheitelbeins. Sofortige Freilegung, Hebung der Impression, bis auf einen kleinen Splitter, der fest mit einem Sinus verwachsen ist, ausgedehntes subdurales Hämatom. Verletzte Dura wird nicht genäht. Lähmung zurückgegangen.

nung (vgl. Abb. 13, *Nöger*). Bei seitlich einwirkender Kraft wird man also in der Regel (vgl. Abb. 12) Querbrüche, z. B. an der Basis, feststellen können, während sich Längsbrüche meist bei Einwirkung der Gewalt von hinten oder vorn finden. Diese Feststellungen sind von besonderer Bedeutung für den Gerichtsarzt, da man aus der Art der Fraktur und dem Verlauf der Bruchlinien Schlüsse auf die Art und die Richtung der angreifenden Gewalt ziehen kann. Auch *Buhtz* weist z. B. darauf hin, daß es zur Klärung des Herganges bei Verkehrsunfällen wichtig ist zu erfahren, ob der Tod bei schweren Schädelbrüchen entweder durch Überfahren — man findet dann Berstungsbrüche des Schädels — oder durch Anstoß und Fall — man findet dann Lochbrüche (z. B. durch Türgriff der Kraftwagen), Sprungsysteme oder terrassenförmig eingedrückte Brüche — verursacht wurde.

Behandlung der geschlossenen Brüche.
Allgemeine Behandlung.

Liegen nicht ganz besondere Umstände zur sofortigen Behandlung vor, z. B. die allerdings seltenen klassischen Symptome eines umschriebenen extraduralen Hämatoms, so wird man zunächst zur Beobachtung des Zustandes und seiner Veränderungen

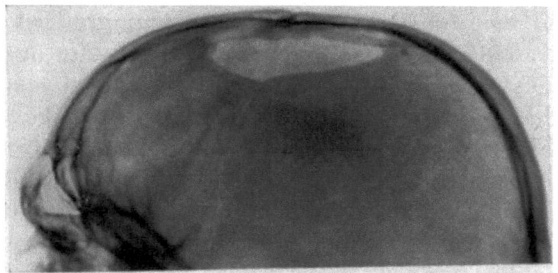

Abb. 16.

allgemeine symptomatische Behandlung einleiten. Man wird Sorge tragen, daß die Blase entleert wird und nicht mit dem Katheterisieren zurückhaltend sein, man wird ebenfalls für Stuhlgang, wenn nötig durch leichten Einlauf, sorgen. Bei starken Kopfschmerzen und motorischen Unruhezuständen wird man unter allen Umständen

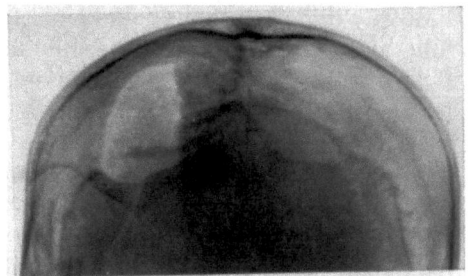

Abb. 17.

Abb. 16 u. 17. Fall W. Nachschau 11. IV. 1939. Abgerundeter Defekt, der Verletzte arbeitet nicht, klagt über Schwindel und Kopfschmerzen. Knappschaftsinvalide.

zunächst Narkotica (kein Morphium!) vermeiden, dagegen mit Pyramidon, Gelonida antineuralgica sowie Chloral oder Bromverbindungen rectal denselben Zweck gut erreichen können, um keine unliebsamen und die Diagnose trübenden Zustandsveränderungen eintreten zu sehen. Man wird symptomatisch einen Kopfeisbeutel verordnen, im übrigen aber immer — auch mit zur Bekämpfung der Shockwirkung — für reichlich Wärme sorgen. Wichtig ist auch zur Linderung subjektiver Beschwerden die Hochstellung des Kopfendes vom Bett; bei Unruhezuständen ist die Anbringung gepolsterter Bettkanten erforderlich.

Bei Blut- und Liquorabgängen aus Nase und Ohr sind keine Tamponaden einzulegen, man wird sich mit einem lockeren, trockenen, sterilen Verband begnügen!

Zur Vermeidung der Pneumonie wird man auf Aspiration von Erbrochenem und Blut zu achten haben, die Atemluft soll angefeuchtet sein, auch um eine Austrocknung des Nasenrachenraums zu vermeiden. Nötigenfalls wird der Unterkiefer bei Bewußtlosigkeit hochgebunden, Inhalationen sind empfehlenswert.

Da die Gefahr der Meningitis bei offenem Bruch des Schädeldaches und des Schädelgrundes immer sehr groß ist und da die Meningitisinfektion eine sehr hohe Mortalitätsziffer aufweist, wird man grundsätzlich prophylaktisch vorgehen müssen! Die Prognose einer schon aufgetretenen Meningitis nach Schädelbrüchen ist fast stets ungünstig, wobei es gleichgültig ist, ob man konservativ oder operativ vorgeht. *Vulliet* stellte fest, daß die bakteriologische Untersuchung bei posttraumatischer Meningitis fast ausnahmslos Streptokokken und Pneumokokken ergab, während sich Staphylokokken nur ganz selten fanden. Es wurde daher von ihm — außer Antitetanusserum — noch eine Mischung von Antistreptokokken- und Antipneumokokkenserum verabreicht mit dem Erfolg, daß vor der Serumtherapie bei 200 Verletzten 15 Todesfälle, nachher bei 188 Verletzten keine Todesfälle beobachtet wurden. Auch *Leclercle* hat gute Erfahrungen mit der prophylaktischen Serumbehandlung gehabt, er hat ein fertiges Präparat „Propidon" in den Handel bringen lassen, dessen Überprüfung noch nicht abgeschlossen ist. Wohl fast in allen Kliniken hat sich die Verabreichung von Urotropin peroral (6—8 g p. d. nach Tylgal) oder, noch besser wirkend, intravenös in Form von Amphotropin eingebürgert. Man schreibt dem Urotropin eine spezifische, antibakterielle Wirkung an den Hirnhäuten zu, so daß man es — ohne Nebenwirkungen befürchten zu müssen — auch intralumbal geben kann.

Abwartende oder aktive Behandlung?

Bei sehr starker Shockwirkung, z. B. nach langem Transport oder wegen verspäteter Auffindung eines bewußtlosen Schädelbruchverletzten, wird man zunächst kurze Zeit abwarten können — (es sei denn, daß ein offener Schädelbruch vorliegt, dessen Nichtversorgung eine ernstliche Infektionsgefahr bedeutet, wenn die 6- bis 8-Stunden-Grenze überschritten wird). Das ist auch schon deshalb erwünscht, weil durch ihn eine starke, wenn auch meist schnell vorübergehende Überdeckung des klinischen Verletzungsbefundes bedingt werden kann. Gefäßerweiternde Mittel sind zu vermeiden, *Lenormant* empfiehlt Acetylcholin. Als druckherabsetzendes sympathicolytisches Mittel gibt *Biancalana* weinsteinsaures Ergotamin an.

Im übrigen wird man zur üblichen Shockbehandlung mit Wärme und Ol. camphoratium oder Cardiazol greifen. Unter dieser Behandlung pflegt im allgemeinen die Shockwirkung schnell abzuklingen, namentlich auch dann, wenn alle äußeren Reize durch Licht und Lärm ausgeschaltet werden. Im Schrifttum wird noch (*Giacobka*) eine intravenöse Verabreichung von Traubenzucker und Kochsalzlösung empfohlen. Keinesfalls kann aber in dringenden Fällen, z. B. bei offenen Brüchen, der Shock eine Gegenindikation für notwendige aktive chirurgische Behandlung sein! Insofern wird man auch *Bates* nicht zustimmen können, der in jedem Fall eine aktive chrirugische Behandlung erst dann für angebracht hält, wenn der Shock abgeklungen und das Leben gesichert ist.

Wichtig sind die von *Tönnies* berichteten Erfahrungen des Weltkrieges. Nach Einführung der Stahlhelme wurde nicht nur die Zahl, sondern auch die Schwere der Schädelschußbrüche herabgesetzt. Ferner ist die Erfahrungstatsache, daß ein Schädelverletzter einen Transport besser vor einer Operation verträgt wie nachher, wichtig für die chirurgische Forderung, daß notwendige operative Eingriffe nicht auf einem vorne liegenden Truppenverbandsplatz, sondern in besonderen Sammellazaretten vorgenommen werden, damit nicht nur die bestmögliche fachärztliche Behandlung gewährleistet ist, sondern auch eine einheitliche Betreuung nach der Operation[1].

Bates steht, wie viele amerikanische Chirurgen, die in aktivem Vorgehen sehr zurückhaltend sind, überhaupt auf einem konservativem Standpunkt, indem er bei Feststellung intrakranieller Drucksteigerung zunächst abwartet, ob eine natürliche Kompensation stattfindet. Er ist der Ansicht, daß Verletzte, die in den ersten 6 Stunden sterben, auch durch operative Maßnahmen nicht zu retten sind! Ähnliche Gedankengänge finden sich bei *Conners*, der ebenfalls eine abwartende Einstellung befürwortet, damit das Hirn und seine Häute sich aus sich selbst erholen können. Zu diesem Standpunkt hat *Conners* sich bewogen gefühlt, weil er bei der Autopsie aller der Fälle, die innerhalb der ersten beiden Tage starben, ein Hirnödem nicht gefunden hat. Auch *Zalliard* spricht sich für eine abwartende und konservative Behandlung aus, da er auch bei schweren Zuständen ohne aktives Vorgehen und ohne operativen Eingriff gute Heilung beobachtete.

[1] Beim Lesen der Korrektur erscheint eine Arbeit von *Dählmann*, der über einen Lochbruch des Schädels beim Abschießen einer Platzpatrone aus 40 m Entfernung berichtet.

Die beim Lesen der Korrekturen erscheinende Arbeit von *Schaltenbrand* weist auf die Gefahr beim Lufttransport Kopfverletzter hin. Beim Aufsuchen größerer Höhen kommt es infolge Erhöhung des Liquordrucks zum Hirnkollaps. *Schaltenbrand* empfiehlt daher möglichst horizontale Lagerung im Flugzeug, Vermeidung größerer Höhen, rechtzeitige Verabreichung von Sauerstoff und Herzmitteln.

Bei den Amerikanern machen sich in der letzten Zeit Richtungen bemerkbar, die einesteils nur durch Lumbalpunktion, die andererseits nur durch die sog. Dehydrierung den intrakraniellen Druck beeinflussen zu können glauben. *Bates* will die Lumbalpunktion nur bei allerstärkster Druckerhöhung für angezeigt halten, er empfiehlt eine allmähliche Behandlung mit 50% Glykosebehandlung. *Connon* lehnt auf Grund seiner Erfahrungen wiederum die Dehydrierung durch Osmotherapie ab, weil dadurch Blutungen verursacht werden können, wie er überhaupt alle Maßnahmen bekämpft, die eine vorschnelle Senkung des intrakraniellen Drucks erreichen wollen.

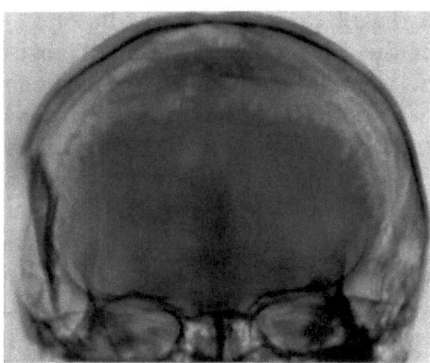

Abb. 18.

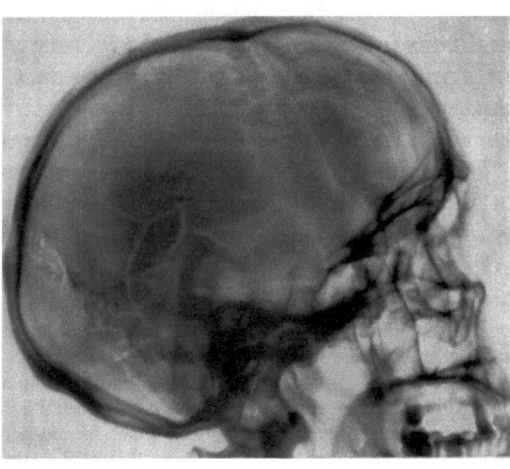

Abb. 19.

Abb. 18 u. 19. Fall M. Verl. 18. VII. 1938. Unter Kohle verschüttet. Neurol. o. B. Retrograde Amnesie, nicht bewußtlos. Geschlossener Eindellungsbruch an der l. Schläfe. Im Seitenbild ausgedehntes Sprungsystem. Sofortige Freilegung in ö. B., Hebung der Eindellung, dabei wird ein Knochenstück geopfert. Dura nicht (!) verletzt. — Am 8. VIII. 1938 Aufstehen, arbeitet seit 19. XII. 1938 über Tage.

Maßnahmen zur vorübergehenden Entlastung bei intrakranieller Druckerhöhung.

Immerhin ist aber die allgemeine Richtung im ganzen Schrifttum unverkennbar, die in der Osmotherapie oder Dehydrierung — die in der intravenösen Verabreichung hochkonzentrierter, d. h. stark hypertonischer Lösungen besteht, um eine Hirnentwässerung zu erreichen — eine außerordentliche wertvolle therapeutische Handhabe erblickt, die sowohl erheblich zur Linderung subjektiver Beschwerden wie auch objektiver Erscheinungen (Bewußtlosigkeit, Druckpuls) vorübergehend und bei fortgesetzter Therapie — man wird bei Bedarf innerhalb 24 Stunden 3—4 mal 50—100 ccm 50proz. Traubenzuckerlösung verabreichen können — auch anhaltend beiträgt. Die Entwässerungsbehandlung wird in vielen Kliniken auch schon bei Commotio cerebri, immer aber bei Schädelbrüchen mit und ohne nennenswerte klinische Erscheinungen prophylaktisch von vornherein eingeleitet.

Wie schon oben erwähnt, benutzt man heute allgemein als hypertonische Lösung die 50proz. Traubenzuckerlösung, die in gebrauchsfertiger Pakkung von 20 und 50 ccm in den Handel kommt. Neuerdings ist von Sandoz eine Lösung von Calci-Bronat in Umlauf gebracht, die ebenfalls bei leichteren Erscheinungen gute Dienste leistet, deren Erprobung aber noch nicht als abgeschlossen angesehen werden kann. *Lenormant* führt die Bevorzugung der Traubenzuckerlösung darauf zurück, daß die eintretende Druckerniedrigung „progressiv und prolongiert" ist.

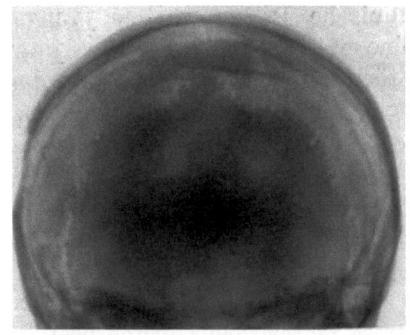

Abb. 20.

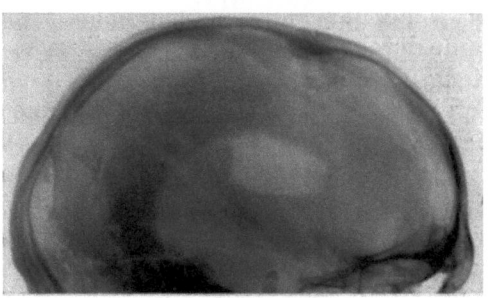

Abb. 21.

Abb. 20 u. 21. Fall M. Röntgenaufnahme 13. XII. 1938 (5. Monat). Zustand nach Hebung der Eindellung vor 6 Monaten. Im Seitenbild abgerundeter Defekt des Knochens. Im Vorderbild völlige Wiederherstellung der Schädeldachrundung an der alten Frakturstelle.

Manche Autoren empfehlen eine kleinere Menge zur Injektion, andere bevorzugen hypertonische Kochsalzlösungen. In vielen Fällen werden gute Erfahrungen berichtet von der rectalen Verabfolgung von Magnesiumsulfat (*Vredensky, Lenormant*). Bemerkenswert ist noch das Vorgehen von *Prowera*, der subcutan 500—1000 ccm physiologischer Kochsalzlösung mit 5proz. Traubenzuckerlösung und zugleich 20—40 ccm Aqua destillata intravenös injiziert und diese Therapie mit gutem Erfolg einige Tage fortgesetzt hat.

Die Entwässerung wird fast immer im Sinne einer vorübergehenden Entlastung zusammen mit der Lumbalpunktion, seltener mit der Suboccipitalpunktion vorgenommen, wenn man den intrakraniellen Druck bei Schädelfrakturen bekämpfen will. Es ist sicher, daß fortgesetzte Lumbalpunktionen, die einen Abfall des Liquordrucks zur Folge haben, eine gleichlaufende klinische Besserung zur Folge haben. *Arnaud* empfiehlt sogar eine möglichst frühzeitige Punktion, um von vornherein eine Störung der Kommunikation des cerebralen und spinalen Liquorraums zu vermeiden! So kann eine Verlegung der Verbindung am Foramen magnum verhindert werden. Je bluthaltiger das Ergebnis der Lumbalpunktion, desto wirksamer ist sie! *Kirschner* führt die Lumbalpunktion erst dann aus, wenn die Dehydrierung nicht zum Ziele führt. *Reichmann* warnt vor einer Lumbalpunktion bei Liquorabfluß aus Nase und Ohr.

Die Lumbalpunktion wird technisch manchmal erschwert sein, wenn motorische Unruhe besteht. Sie wird, um eine einwandfreie Messung zu erreichen, stets in horizontaler Lagerung durchgeführt, sie sollte nur unter andauernder genauer manometrischer Kontrolle durchgeführt werden, wobei zu beachten ist, daß nur kleinere Mengen (etwa 2 ccm) in Abständen und bei genauer Beachtung der Druckschwankungen zu entnehmen sind. Hierbei empfiehlt sich die Benutzung der von *Reichmann* angegebenen Kanüle.

Da das sog. „feuchte Gehirn" mit Störungen der Liquorresorption und subduralen und subarachnoidalen Flüssigkeitsansammlungen nach Fraktur des Schädels häufig (*Vrédensky*) beobachtet wird, muß man öftere Lumbalpunktionen vornehmen, wenn man beim ersten Eingriff Erfolg, namentlich auch hinsichtlich subjektiver Beschwerden, erzielt hat. *Sénéchal* führt u. a. so lange Lumbal- oder Occipitalpunktionen aus, bis normaler oder bleibender Druck erreicht ist. *De Martel* steht auf dem Standpunkt, daß die Lumbalpunktion zunächst diagnostisch zu verwerten ist. Findet man bei klinisch sichergestellter Druckerhöhung im Schädel bei der Lumbalpunktion keinen erhöhten Druck, so wird man daraus den Schluß auf Blockade des Foramen occipitale ziehen. Findet man stark erhöhten Druck, so kann man als Wichtigstes daraus entnehmen, daß freie Verbindung vom Spinalraum zum Hirnraum besteht. Bei Entnahme von Liquor wegen erhöhten Drucks soll genaue Beobachtung erfolgen; bei schnell abfallendem Druck nach fraktionierter Entnahme von je 2 ccm Liquor wird man eine Hypertension infolge Blutung oder Ödem (extraventrikulär) annehmen müssen, dagegen wird man bei langsamem Druckabfall eine Erweiterung des Ventrikelsystems mit intraventrikulärer Liquorvermehrung diagnostizieren können (*de Martel*).

Wichtig ist auch die chemische und mikroskopische Untersuchung des Liquors auf Blutbeimengung. Die Blutung kann dabei sowohl von Hämatomen unter der Dura wie auch im Hirn selbst, auch sogar von Ödemblutungen herrühren.

Besondere Schäden nach Lumbalpunktion sind nicht beobachtet worden. *Reichmann* beobachtete bei gleichzeitigem Liquorabfluß aus Ohr und Nase eine Meningitis nach Lumbalpunktion, die er sich durch Rückströmung bei Entlastung des intrakraniellen Druckes erklärte. *Zierold* glaubt andererseits auch nicht, daß durch die Entwässerung und die Lumbalpunktion lebensbedrohliche Hirndruckerscheinungen beeinflußt werden, sondern daß dann die operative breite Freilegung gerechtfertigt ist.

Lenormant glaubt aber zunächst immer die intermittierende Druckentlastung vornehmen zu müssen, zu der auch neben der Lumbalpunktion der Occipitalstich und die Ventrikelpunktion gehören. *Kirschner* führt die Ventrikelpunktion bei Verdacht auf Blockade am Foramen magnum aus, bei Druckerhöhung wird Liquor abgelassen. *Kirschner* weist dabei auf die Möglichkeit des Ventrikelkollaps hin, der oft klinisch dieselben Erscheinungen macht wie der intrakranielle Druck. Der Ventrikelkollaps ist nach *Zenker-Hardt* erkennbar an der bleibenden bzw. zunehmenden Hypotension des Liquors bei der Lumbalpunktion sowie an der Herabsetzung des arteriellen Blutdrucks. In diesen Fällen ist die Dehydrierung natürlich nicht angezeigt, man wird die Ventrikelpunktion vornehmen und dabei physiologische Kochsalzlösung, intravenös oder subcutan oder rectal, Infusionen mit Tutofusin, zum Ausgleich der Hypotension, verabreichen.

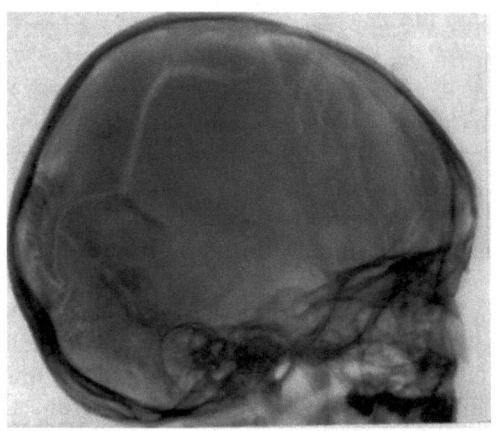

Abb. 22. Fall R., 3 Jahre. Am 3. IX. 1938 die Kellertreppe heruntergefallen, sofortige Bewußtlosigkeit, kein Erbrechen, kein Druckpuls. Großes Sprungsystem am Hinterhaupt und im Bereich der Scheitelbeine. In örtl. Betäubung wird die Eindellung nach Freilegung gehoben. Aufstehen am 25. IX. 1938, am 27. IX. 1938 in revierärztliche Behandlung ohne Beschwerden entlassen. Sprungsystem durch direkte Gewalt beim Fall.

Dauerentlastung bei allgemeiner intrakranieller Druckerhöhung.

Bei der Bekämpfung des erhöhten intrakraniellen Drucks steht uns neben den schon beschriebenen Verfahren zur vorübergehenden Entlastung (Lumbalpunktion, Occipitalstich, Ventrikelpunktion) als Verfahren der **Dauerentlastung** die operative breite Eröffnung des Schädels durch **Trepanation** zur Verfügung. Je nachdem **umschriebene** Flüssigkeitsansammlungen bzw. umschriebene Hirnschäden oder **allgemeine** Druckerhöhung ohne durch neurologische Untersuchungsmethoden feststellbare Lokalisation vorliegen, sind die noch zu beschreibenden operativen Eingriffe zu gestalten. **Die Frage der Operation ist demnach in erster Linie eine Frage der genauen Diagnosestellung.** Hinzu kommt, daß sehr viele Fälle weder durch hochprozentige Lösungen noch durch vorübergehende Entlastungsverfahren wesentlich beeinflußt werden können. Man wird daher in der Frage der Operationsindikation nicht mehr den bisherigen zurückhaltenden Standpunkt einnehmen können und z. B. Entlastungstrepanationen grundsätzlich ablehnen. Mit Rücksicht z. B. auf die optimistischen Berichte aus der *Magnus*schen Klinik wird man daher häufig nicht mehr die Einstellung vieler Kliniken gutheißen können, die grundsätzlich bis zu 48 Stunden (*Simon* — 24 Stunden) abwarten, um nicht vermeintlich hoffnungslose Fälle operativ anzugehen und um nicht die Mortalität der Früheingriffe zu erhöhen. *Oltramare* berichtet über das Ergebnis von 29 Obduktionen schnell gestorbener Verletzter, von denen 26 als aussichtslos auch für die operative Behandlung angesehen werden müssen, weil schwerste Hirnkontusionen oder Erweichungsherde vorlagen. In 3 Fällen aber lagen Hämatome vor, die ein operatives Vorgehen gerechtfertigt und gelohnt hätten! Die daraus gezogene Schlußfolgerung über die Zurückhaltung in der operativen Behandlung der Hämatome bei Brüchen der Basis und Kalotte, weil Hämatome und Kontusionen nicht zu unterscheiden seien, ist demnach unberechtigt! Im Gegenteil scheint uns sogar die oben mitgeteilte Beobachtung geeignet zu sein, auch hoffnungslos erscheinende Fälle anzugehen. *Jäger* berichtet, daß er solche Fälle immer angeht, und zwar ohne Rücksicht auf die Sterblichkeitsziffer, und daß aus der Reihe dieser Fälle immer noch der eine oder der andere zu retten ist! Aus einer persönlichen Mitteilung von *Jäger* ist zu entnehmen, daß er bisher zahlreiche, sonst sicher gestorbener Verletzter mit Hämatomen operiert und glücklich durchgebracht hat!

Zur Technik ist zu sagen, daß alle Operationen in örtlicher Betäubung durchgeführt werden. Vor dem Eingriff hat sich zur Vermeidung von Erbrechen Atropin bewährt. *Tönnis* lehnt das Operieren bei sitzender Haltung des Verletzten wegen Gefahr der Lungenembolie ab, er bevorzugt einen besonders gebauten Operationstisch, an dem der Verletzte in Bauchlage operiert wird. Dabei bleiben Bauch und Brust für die Atmung frei. Der Kopf ruht in einem Metallring, so daß auch hier freie Durchatmung gewährleistet ist und außerdem das Gesicht während der Operation beobachtet werden kann.

Kirschners Vorgehen, grundsätzlich bei allen Kopfwunden auch bei negativem Röntgenbild eine Nachschau des Knochens, nötigenfalls mit Spaltung des Periosts, vorzunehmen, hat sich auf Grund der gemachten Erfahrungen heute in vielen Kliniken eingebürgert. Man wird zweifellos zahlreiche Fissuren und kleinere Impressionen, die im Röntgenbild nicht sicher nachzuweisen sind, dabei feststellen.

Die Frage, ob bei jeder festgestellten Fissur die Dura freigelegt werden soll, wird verschieden beantwortet. *Kirschner* bejaht die Frage wohl deshalb, weil sich auch — wenn auch selten — bei einfachen linearen Brüchen Absplitterungen der Tabula interna finden können und somit der Eingriff gerechtfertigt ist. Nach den Erfahrungen *Giacobkas* und entsprechend der Bruchformeinteilung *Hallermanns* ist aber mit dieser Internaabsprengung in der Regel nicht zu rechnen! Man wird sicherlich richtig handeln, wenn man sich in allen zweifelhaften Fällen die Spätfolgen einer nicht behandelten Internaabsprengung klar macht und — zeitig die Durafreilegt! Liegt jedoch, bei der röntgenologischen Untersuchung oder bei der Wundnachschau festgestellt, eine Impression oder ein sternförmiges Sprungsystem vor, so wird in jedem Fall die Freilegung der Dura im Bereich der Impression oder dem Schnittpunkt des Sprungsystems und gegebenenfalls die Eröffnung der Dura erforderlich sein, auch wenn klinisch ein besonderer Befund nicht vorliegt! Den hier und da noch vertretenen Standpunkt, bei fehlendem klinischen neurologischen Befund nicht zu operieren, halten wir nicht für richtig, da immer mit der Möglichkeit späterer Schäden (Epilepsie) zu rechnen ist, und da eine Frühoperation solche Schäden vermeiden hilft, die bei einer Spätoperation nicht mehr beseitigt werden können. Daher muß die Impression in jedem Fall gehoben werden, die von *Sommer* angegebene Methode des operativen Vorgehens (Abb. 23 u. 24) ist besonders bei terrassenförmig abgesetzten Einbrüchen oder bei Lochbrüchen angezeigt, zumal dabei eine der wesentlichsten Forderungen der breiten Trepanationen — gute Übersichtlichkeit der Dura und des Hirns (*Guleke*) — gewährleistet ist. Jedenfalls darf man keineswegs die operative Hebung der geschlossenen Impressionsfraktur davon abhängig machen, ob schon neurologische Erscheinungen im Anfang nachweisbar sind oder noch nicht. Auch *Kirschner* behandelt sofort jede geschlossene Impressionsfraktur, er pflegt die Dura dabei stets zu eröffnen. *Guleke* ist in der Frage der Duraeröffnung in diesem Falle sehr zurückhaltend, die eröffnete Dura wird von ihm stets wieder geschlossen!

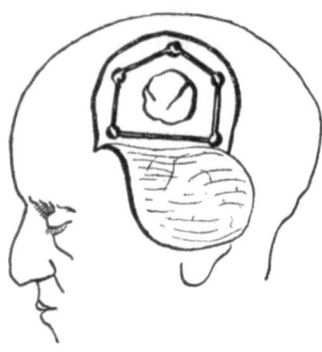

Abb. 23. Versorgung des Eindellungsbruches am Schädeldach nach *Sommer*. Der umschnittene Hautlappen ist vom Knochen abgerissen und zurückgeklappt. Nach Anlegung mehrerer Bohrlöcher, die miteinander verbunden werden, kann die Platte mit der Fraktur als ganzes herausgenommen werden.

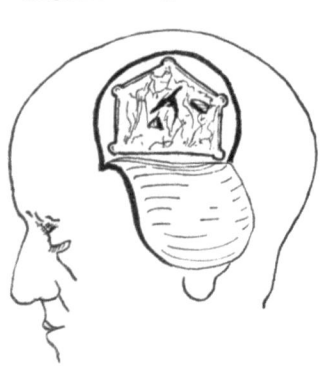

Abb. 24. Nach Abnahme der Knochenplatte, die nebenstehend im Querschnitt abgebildet ist, liegt die Dura (mit Wunde) gut übersichtlich frei.

Die Frage der Naht der verletzten Dura bei geschlossener Fraktur in solchen Fällen, bei denen keine Hirnverletzung vorliegt, wird im übrigen von anderen Autoren mit „nein" (z. B. *Delagenière, Lenormant*) beantwortet, um keine Fremdkörperreizung der Hirnhäute hervorzurufen und jede Möglichkeit einer Infektion zu vermeiden. Da oft eine Hirnschwellung vorliegt, wird sich eine Naht ohne einen zu vermeidenden Druck auf das darunterliegende Hirn oft auch nicht ausführen lassen. Man kann deshalb vorbeugend gleich bei der Weitereröffnung die Dura entweder kreuzförmig einschneiden oder in ihre beiden Blätter spalten, wobei zwei sich gegenüberstehende Lappen gebildet werden, die am Schluß der Operation wie Fensterflügel ohne Naht übereinander gelegt werden und so das Hirn vollkommen bedecken. Auch hier ist die Voraussetzung eine möglichst breite Aufklappung des Schädelknochens.

In allen Fällen wird man nach der Versorgung der geschlossenen Schädelfraktur die Operationswunde primär schließen und auf die manchmal noch vorgeschlagene Drainage in jedem Fall verzichten!

Bei Zeichen zunehmenden Hirndrucks infolge umschriebener Kompression bedient man sich heute in zunehmendem Maße (*Kirschner, Guleke, Jäger-Kessel*) an Stelle der noch immer von *Delagenière* vorgeschlagenen Probetrepanation der Probebohrungen mit Spaltung der Dura. Besonders bei Verdacht auf extra- oder subdurale Hämatome ist die Bohrung zur Vorausbestimmung der Lage des Hautschnittes von großer Wichtigkeit. *Jäger-Kessel* führen sie grundsätzlich beiderseitig aus, und zwar

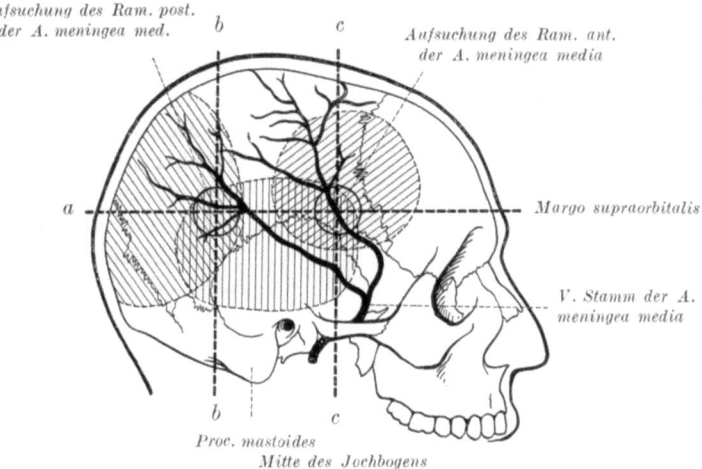

Abb. 25. Die schraffierten Bezirke stellen die bevorzugten Ausdehnungen extra-duraler Hämatome dar. Die beiden runden Kreise geben die Punkte zur Anlegung von Probebohrlöchern wieder. Ihre Bestimmung ergibt sich aus den in der Abbildung näher bezeichneten Linien. (Aus *Corning*.)

werden am vorderen und hinteren *Krönlein*-Punkt Bohrlöcher angelegt. So kann man die Lage des jeweiligen Hämatoms genau bestimmen und seine operativen Maßnahmen danach einrichten (Abb. 25, 26).

Weichen die Ansichten über operatives Vorgehen bei allgemeiner Hirndrucksteigerung wesentlich auseinander, so besteht doch volle Übereinstimmung über Operationsvorgehen bei umschriebenen extraduralen Blutungsansammlungen, die durch neurologische Ausfallserscheinungen lokalisiert sind (*Conners, Jacoborici, Vrédensky, Lenormant, de Martel* u. a.). Es ist sicher, daß bei Blutungen der Meningea media und sich ausbreitendem Hämatom von der Schnelligkeit des Eingriffs das Leben des Verletzten abhängen kann. Wichtig ist auch hier wieder, nach

Bestimmung des Blutungsherdes, am besten durch Probebohrungen, eine möglichst weite Aufklappung, um nicht bei einer sehr weit basal gelegenen Rißstelle der Art. meningea media einen nicht ersetzbaren Knochenverlust durch nachträgliches Abknabbern in Kauf nehmen zu müssen. Die extraduralen Hämatome sind bei der temporalen oder vorderen Trepanation leicht zu entfernen, man findet dabei Blutcoagulum zwischen Dura und Knochen eingekeilt. In jedem Fall muß man den betreffenden Ast der Men. media fassen und nach beiden Seiten (Gefahr der Rückblutung) unterbinden, gegebenenfalls ist es, wenn man die Blutung nicht bald zum Stehen bekommt, nötig, die Menigea media an der Durchtrittsstelle am Foramen spinosum freizulegen und dort zu komprimieren.

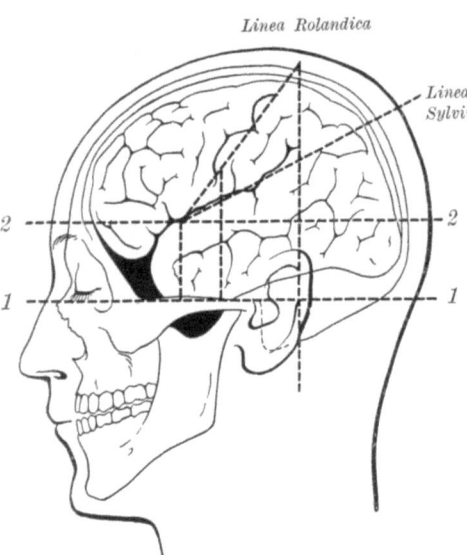

Abb. 26. Zur Lagebestimmung der Fossa sylvii und des Sulcus centralis. (Nach *Krönlein*.) *1—1*: Deutsche Horizontale (Linea horizontalis auriculoorbitalis); *2—2*: Obere Horizontale (Linea horizontalis supraorbitalis).

Während die extraduralen oder epiduralen Hämatome durch eine Verletzung eines Astes der Art. meningea media bedingt sind und nach entsprechender Unterbindung beseitigt sind, so daß primärer Verschluß der Operationswunde erfolgen kann, liegen die Dinge bei subduralen Hämatomen anders, weil hier meist eine venöse Blutung oder auch die Blutung eines kleinen Sinusgefäßes vorliegt. Nach den Erfahrungen der *Magnus*schen Klinik begnügt man sich, wenn man, wie oben beschrieben, bei der Probebohrung die Diagnose gestellt hat, jetzt mit der einfachen Drainage der Temporalgegend für 24—36 Stunden vom Probebohrungsloch aus. Man spricht sich deshalb für diese Art der Behandlung aus, weil man beobachtet hat, daß man bei der Trepanation des Schädels entweder die Blutungsquelle trotz großer Aufklappung nicht findet oder feststellt, daß die Blutung schon von selbst zum Stehen gekommen ist.

Gänzlich anders wird man sich bei Hirnkontusionen verhalten müssen, die von vornherein nicht so sehr unter dem klinischen Bild der intrakraniellen Druckerhöhung stehen und bei denen Störungen des Wärmehaushaltes (Hyperthermie) und schwere Atemstörungen im Vordergrunde stehen. Die Prognose ist schlecht! Während *Martin* auf dem Standpunkt steht, daß bei Kontusionsschäden chirurgische Maßnahmen zu unterbleiben haben, empfiehlt *Delagenière* in den Fällen, bei denen nebenher Druckerscheinungen bestehen, die Trepanation sowie die Ausräumung des Herdes (im Gegensatz zu *Oltramare*, der einen operativen Erfolg bei der Hirnkontusion für unmöglich hält). Er führt anschließend eine Punktion des Ventrikelsystems aus und näht in diesem Falle die Dura. Intracerebral gelegene Blutungsherde, die selten sind, sich aber gut diagnostizieren lassen, werden bei der Trepanation punktiert. Die Ventrikelpunktion sollte bei jeder Trepanation und auch bei leichtem Hirnprolaps ausgeführt werden.

Vorgehen bei Störungen des Liquorstoffwechsels.

An sich können Entwässerung mit hypertonischen Lösungen und Lumbalpunktionen — falls freie Verbindung der Liquorräume untereinander vorhanden ist — bei intrakraniellem Druck, der durch eine Vermehrung des Liquors bedingt ist, zum Erfolg führen. Es kann jedoch bei Schädelbrüchen infolge Störungen an den Liquorbildungsstätten und pathologisch vermehrter Sekretion, mit subarachnoidalen Blutungen oder Hirnödem, eine anhaltende hartnäckige Drucksteigerung trotz der oben angeführten Maßnahmen bestehen bleiben, die zur Entlastung des Schädelinneren durch Trepanation drängt, bevor es zu nicht wieder rückgängig zu machenden Hirnschäden kommt. Ebenso muß eine Entlastung durch Trepanation erfolgen, wenn der Verdacht auf Störung der freien Verbindung des spinalen zum cerebralen Liquorraum oder auf Störung der Verbindung im Ventrikelsystem besteht und man sich von der Ventrikelpunktion als eigenem Eingriff nichts verspricht.

An erster Stelle derartiger Entlastungsoperationen steht nach neueren Erfahrungen (u. a. *Kirschner, de Martel, Lenormant*) das von *Ody* angegebene Verfahren. Es bezweckt die Eröffnung der großen Zisterne (C. cerebello-medullaris) und die Anlegung einer Dauerliquorfistel, wobei allerdings mit der Gefahr einer Infektion zu rechnen ist. Technisch gestaltet sich der Eingriff so, daß nach Resektion des Atlasbogens die Membrana atlantooccipitalis eingeschnitten (*Schmieden*) bzw. teilweise entfernt wird. Die Indikation ist nach *Ody* dann gegeben, wenn infolge Blockade am Foramen occipitale eine Störung der Liquorresorption mit

Drucksteigerung eingetreten ist oder wenn gesteigerter Hirndruck durch subarachnoidale Blutungen ohne genaue Lokalisation mit Reizung und Druckerscheinungen an den lebenswichtigen Zentren besteht und wenn dieser Druck durch Lumbalpunktion nicht beeinflußt werden kann (Symptome: Bewußtseinsstörung, Druckpuls, Erbrechen, ziehende Atmung, Stauungspapille, Hirnnervensymptome).

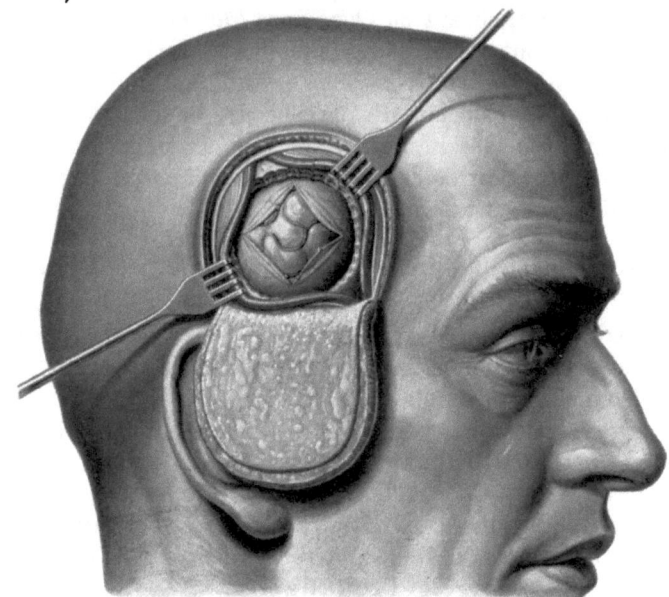

Abb. 27. Darstellung der mittleren Phase der temporalen Entlastungstrepanation nach *Cushing*. Der Hautlappen ist nach Entfernung des Knochens herabgeklappt, die Dura eröffnet und umgeschlagen. Der so breit eröffnete Subarachnoidal-Raum wird in den Temporalmuskel drainiert. (Aus *Gulecke*, „Eingriffe am Hirnschädel".)

Es handelt sich klinisch um das Bild der ständig zunehmenden Hirnpressung infolge Blockade am Foramen occipitale durch basilläres Ödem. Hinzu kommt als Folge des von den Ventrikeln ausgehenden Hirndrucks oft eine spastische Lähmung aller 4 Extremitäten. Man findet bei Freilegung der großen Zisterne oft Blutgerinnsel als Ursache der Blockade, oft wird man eine sichtbare Ursache der Blockade nicht feststellen können.

Es ist in der Literatur der letzten Jahre oft über gute Erfolge mit der Operation nach *Ody* berichtet worden (*Tureo, Fourmestraux*). *Patel* tritt sehr für die occipitale Entlastung ein, nachdem er früher die temporale Entlastung, die beiderseits zum Hirnprolaps führte, ausgeführt hat. *Maes* machte ebenfalls gute Erfahrungen bei Fällen, bei denen nach einem freien Intervall die Erscheinungen einer Pressung der Medulla oblongata eintreten.

Die eingelegte Drainage soll erst entfernt werden, wenn die vermehrte Liquorabsonderung nachläßt, es werden Fälle geschrieben, bei denen die Drainage länger als 10 Tage gelassen wurde.

Die andere Möglichkeit durch eine Entlastungstrepanation bei Störungen im Ventrikelsystem Einfluß auf die Entwicklung des intrakraniellen Drucks zu gewähren, besteht darin, eine temporale Entlastung durch Trepanation (*Cushing*) zu erreichen. Dabei wird eine Verbindung der Flüssigkeit des subarachnoidalen Raumes mit der Temporalaponeurose geschaffen (Abb. 27). Der Seitenventrikel wird vor der Duraeinschneidung immer durch Punktion entleert und kann mittels Seidenfaden oder Roßhaar (das durch ein Troikart eingeführt wird) nach außen drainiert werden, wobei das Drain im subkutanen Gewebe hinter dem Musculus sternocleidomastoideus versenkt wird. Diese temporale Liquordrainage kann 6—20 Tage belassen werden. Oft muß die Operation beiderseitig ausgeführt werden. *Valdes-Villareal* berichten neuerdings über gute Ergebnisse dieses Drainageverfahrens, das der Behandlung des Hydrocephalus internus von *Mikulicz* ähnelt. Die temporale Entlastung mit Drainage (s. oben!) ist z. B. angezeigt bei Blockaden am Aquaeductus Sylvii durch Blutgerinnsel oder Ödem (*Marcel, Valdes-Villareal*). Neu ist noch das Verfahren von *Cone-Montreal*, der, nach Abklappung des Musc. temporalis einschließlich Fascie von obenher, eine subtemporale Entlastung durch mehrere Bohrlöcher mit Duraeröffnung erreicht haben will. Es erfolgt so eine Drainage des Liquors in den M. temporalis.

Über Hirnschädelbrüche bei Kindern.

Besonders hingewiesen werden muß noch auf Schädelfrakturen beim Kinde, die mit Rücksicht auf die Gefahren des Straßenverkehrs verhältnismäßig häufig vorkommen und trotzdem eine geringere Sterblichkeitsziffer als beim Erwachsenen aufweisen sollen (*Lombard* und *Sorrel* 22%, *Chiodin* 10%, *Ermich* 11%). Es darf aber ganz allgemein festgestellt werden, daß die Schädelbrüche bei Kindern als ausgesprochen gutartig angesehen werden können und daß trotz primärer schwerer Schädigung (Aphasie, Hemiplegie) schnelle und meist (*Sorrel* stellte nur in 2,5% neurologische Restzustände fest) folgenlose Ausheilung erfolgte. *Bachy* glaubt, daß auch die Hirnzertrümmerungen bei Kindern desto ausgleichsfähiger sind, je jünger die Verletzten sind. Auch *Illig* stellt trotz schwerer Impressionsfrakturen mit Substanzverlust bei Kindern eine günstige Prognose. *Lombard* nimmt an, daß die günstigen Ausgänge nicht nur durch die geringere Traumagewalt, sondern auch durch die Unversehrtheit des Kreislaufs und des Nervensystems (vgl. vasomotorisches Trauma nach *Lenormant*) be-

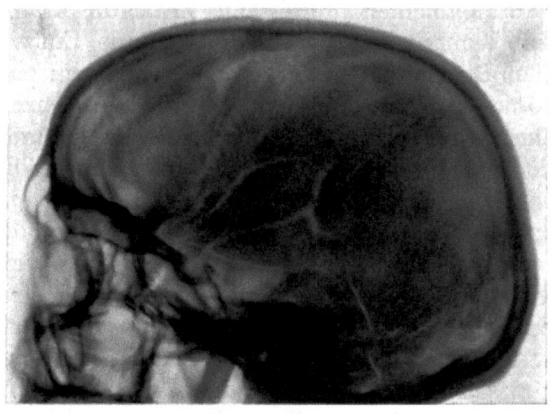

Abb. 28.

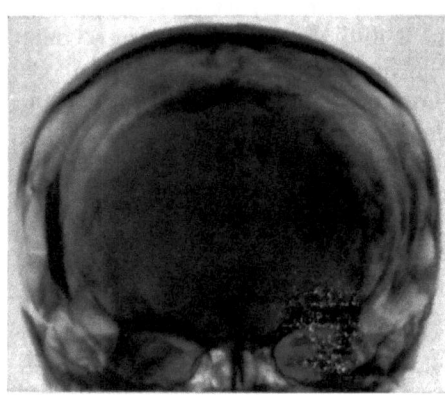

Abb. 29.

Abb. 28 u. 29. Fall H. 12. II. 1937 Röntgenaufnahme. Erhebliche Eindellung an der rechten Schläfe offener Bruch. Im Seitenbild ausgedehntes Sprungsystem mit Beteiligung der Basis. Sofortige Wundversorgung und Hebung der Eindellung. Ausräumung eines großen extraduralen Hämatoms. Dura war verletzt, wird genäht. 3:1 cm großer Defekt des Knochens bleibt. Primäre Wundheilung. Arbeitsfähig 1. VI. 1937 als unter Tage arbeitender Zimmerhauer. Psychisch und neurologisch o. B.

dingt sind. Auch stellte *Sorrel* bei Kindern eine sehr schnelle Rückbildungsfähigkeit des Shocks fest. Man kann deshalb bei den Basisbrüchen der Kinder abwarten, auch Lumbalpunktionen sollen nur mit Zurückhaltung ausgeführt werden. Operative Eingriffe sind bei umschriebenen Blutungsherden der Dura wie sonst angezeigt, sonst wird man auf Operation der Schädelbasisbrüche bei Kindern verzichten (*Voß*). Röntgenbilder sind, wie bei jeder anderen Schädelfraktur, wünschenswert, mit der Möglichkeit der Spätepilepsie muß, nach einigen Mitteilungen, gerechnet werden, daher sind öftere Röntgen-Nachschaubilder erforderlich.

Behandlung der offenen Brüche des Schädeldachs.

Das Schicksal aller offenen Schädeldachbrüche bzw. aller Hirnschädelwunden hängt von der Zeit der chirurgischen Erstbehandlung und von der Ausdehnung einer vorhandenen Hirnzertrümmerung ab.

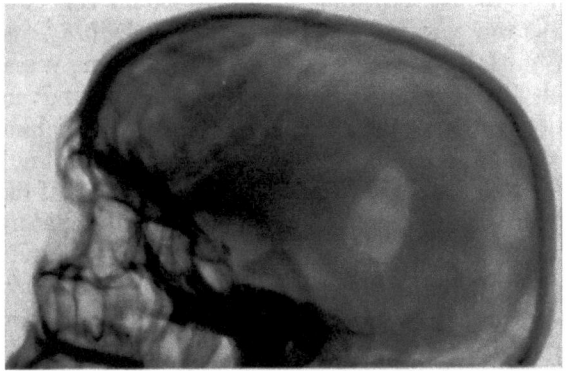

Abb. 30.

Die Erstbehandlung besteht darin, eine möglichst genaue, auch die Hirnmasse nötigenfalls rücksichtslos einschließende Ausschneidung der Wunde vorzunehmen. Es werden also alle Wundteile, die möglicherweise verschmutzt oder infektionsgefährdet sind, entfernt. In zunehmendem Maß wird die sofortige Naht des Hirns selber (*Barany*, *Heymann*) befürwortet, die aber wohl nur bei völlig einwandfreier Ausschneidung zu verantworten ist.

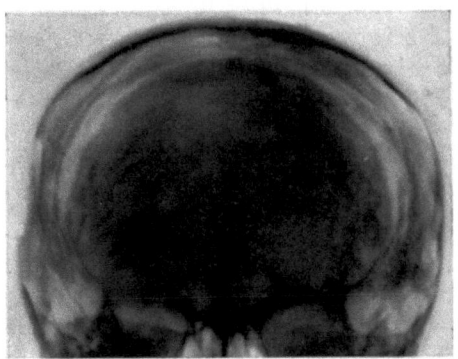

Abb. 31.

Abb. 30 u. 31. Fall H. Nachschau 11. IV. 1939. Eindellung völlig behoben. Abgerundeter Defekt, arbeitet als Hauer, keine Beschwerden.

Heymann glaubt, daß unter aseptischen Verhältnissen die Naht des Hirns wichtiger ist als die Naht der äußeren Weichteile. Bei Hirndefekten wird von italienischer Seite das freie Einpflanzen von Muskelgewebe empfohlen. Die ausgesprengten Knochenteile sollen erhalten bleiben, erforderlichenfalls werden sie ausgekocht (*Sommer*, *Jäger*) und wieder eingekeilt, um eine möglichst vollkommene Deckung der Knochenhäute primär zu erreichen. Genaue Blutstillung auch des Knochens ist erforderlich. Auf die Naht der Dura kann ohne weiteres verzichtet werden, primäre Duraplastiken sind hier unbedingt zu vermeiden, netzförmige Übernähung einer Lücke mit Catgutfäden wird von *Righetti* empfohlen. Die Duranaht führt *Guleke* bei reiner Wunde aus. Bei Vorfall der Hirnmasse infolge Ödem soll, wenn es sich nicht gerade um wertvolle Regionen handelt (*Jäger-Kessel*), die Hirnmasse notfalls entfernt werden, um einen Wundverschluß unter Druck auf Hirnteile zu vermeiden. Der Wundverschluß soll auch bei den offenen Schädelbrüchen nach Möglichkeit erreicht werden. *Kirschner* bevorzugt die lockere Naht ohne Drainage, während *Mauritz* die feste Wundnaht empfiehlt. Auf die Drainage wird man allgemein, auch mit Rücksicht auf spätere Schäden (Epilepsie) verzichten um so mehr, wenn die Wundversorgung innerhalb der 6—8-Stunden-Grenze *Friedrichs* erfolgen kann. Chemische Desinfektionsmittel sind, wie bei jeder anderen Wundbehandlung, nicht erlaubt. Rücksicht auf Shockwirkung soll nicht genommen werden, wenn dabei die Einhaltung der 6- bis 8-Stunden-Grenze in Gefahr kommt.

Während *Mauritz* und viele andere (vgl. die noch erscheinende Arbeit von *Kanert* aus unserer Klinik) bei der genauen und frühzeitigen Versorgung der Hirnschädelwunden mit Naht bis zu 100% Erfolg hatten, wurden von verschiedenen Seiten (*Giacobka, Vrédensky*) schlechte Erfahrungen beim Abwarten gemacht, auch wenn Serumtherapie und Verabreichung von Urotropin erfolgte. Verhängnisvolle Endausgänge infolge Meningitis wurden beobachtet, *Vrédensky* berichtet über 73,5% (!) Infektionen unter 709 Fällen bei Spätversorgung offener Schädelbrüche.

Daß auch ohne sofortige Wundbehandlung gute Ergebnisse festgestellt werden, behauptet *Munzo*. Er berechnet an seinem Material (200 Fälle) eine Mortalität von 54% bei chirurgischer Behandlung, während bei abwartender Behandlung auf einer neurologischen Klinik nur eine Sterblichkeit von 23,5% beobachtet worden sein soll!

Schädelschußverletzungen.

Besondere Beachtung verdienen die Schädelschußverletzungen, die fast immer eine ernste Prognose haben, da unübersichtliche Wundverhältnisse vorliegen. Man wird sich mit der Ausschneidung der Außenwunde begnügen müssen, sichtbare Knochensplitter sollen entfernt werden, sonst hat jede Manipulation, insbesondere Sondieren des Schußkanals, unter allen Umständen (*v. Bergmann, Guleke*) zu unterbleiben! Das Geschoß wird nur bei Sichtbarwerden in der Wunde entfernt. *Gurdjan* berichtet über 34 Fälle, von denen nur 10 bei Bewußtsein waren, bei 15 floß Hirnmasse aus der Wunde. Die von *Gurdjan* beobachteten 20 Todesfälle erfolgten entweder bei niedrigem Blutdruck, niedriger Temperatur unter langsamem Nachlassen von Kreislauf und Atmung oder bei hohem Fieber, stark beschleunigter Atmung, Pulsbeschleunigung unter den Erscheinungen zunehmenden intrakraniellen Drucks.

Über Schädelgrundbrüche.

Bei der Beurteilung der Brüche des Schädelgrundes ist besondere Zurückhaltung geboten, weil bei ihnen immer damit zu rechnen ist, daß es sich um offene Brüche handelt. Das ist mit Sicherheit dann anzunehmen, wenn zugleich Liquor- und Blutausfluß aus Nase, Rachen und Ohr besteht, d. h. wenn Brüche der vorderen und der seitlichen Schädelgruben vorliegen (*Voß*, *Kirschner*). Auch *Pietrantoni* steht auf dem Standpunkt, daß viele Basisfrakturen als offene Frakturen anzusehen sind, besonders wenn es sich um Brüche des Schläfenbeins mit Beteiligung des Innen- und Mittelohres handelt. Die Gefahren der Schädelgrundbrüche liegen damit auf der Hand, viele Hirnhautentzündungen in Frühfällen sowie viele Hirnabscesse bei Spätbefunden nehmen ihren Ausgang vom Mittelohrraum. Infolgedessen steht, im Gegensatz zu den übrigen Brüchen des Schädels, bei den Basisbrüchen der Knochenbruch als solcher im Vordergrund (*Voß*).

Bei den Schädelgrundbrüchen unterscheidet man Längs- und Querbrüche, wobei das Schläfenbein besonders häufig betroffen ist. Die Bruchlinien im Schläfenbein werden wesentlich mitbestimmt durch den Bau des Knochens mit seinen verschiedenen Festigkeitsgraden und durch die Lagebeziehungen zu den benachbarten Knochen. Meist brechen Felsenbein und Schuppe zugleich (*Tantarri*), die Bruchlinie verläuft meist von der Schuppe über Gehörgang zur mittleren Schädelgrube (vgl. auch Abb. 32). Häufig sind auch Lösungen an den Verbindungen zwischen Felsenbein, Schläfenbein und Hinterhauptsbein, weil es sich um Knochen verschiedener Elastizität handelt.

Die meisten Brüche des Schädelgrundes finden sich in der mittleren Schädelgrube, manchmal finden sich Fortsetzungen der Bruchlinien zur vorderen Schädelgrube mit Beteiligung der Lamina cribrosa (Nasenbluten) und des Orbitaldaches. Wie allgemein, so unterscheidet man auch hier zwischen Längs- und Querbrüchen. Dabei ist festzustellen, daß die Querbrüche durch direkt am Schläfenbein angreifende Gewalt entstehen, während Längsbrüche meist bei Gewalteinwirkungen am Hinterhaupt eintreten. Die Längsbrüche erstrecken sich oft auf den äußeren

Gehörgang, das Mittelohr sowie auf den Kanal des N. facialis, dabei ist in den meisten Fällen das Trommelfell mitverletzt, *Voß* beobachtete in 32% der Fälle Ohrblutungen. Bei den Querbrüchen findet man das Trommelfell meist intakt, dagegen besteht eine schwere Schädigung des Vestibularapparates. Nach *Biechele* kommen beide Brucharten häufig gemeinsam vor, dabei wird dann oft eine Trommelfellverletzung zugleich mit Eröffnung des Innen-

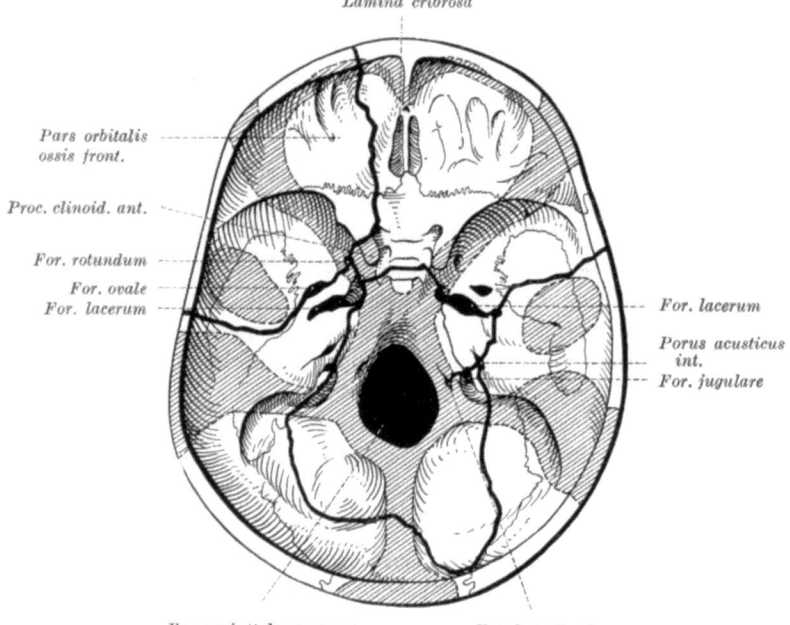

Abb. 32. Darstellung der Schädelbasis mit einigen Frakturlinien. Die schraffiert gezeichneten Bezirke der Schädelbasis sind die sog. festen Teile, die von den Bruchlinien meistens nicht getroffen sind. (Ergänzt nach einer Vorlage aus *Corning*.)

ohrraumes festgestellt. In der Verletzung des Mittelohrs liegt auch die Ursache der Schwerhörigkeit, während Verletzungen der Labyrinthkapsel völlige Ertaubung zur Folge haben (*Kurt*). Da das Hämatympanon (Bluterguß im Mittelohr) sich innerhalb von 6—14 Tagen zurückbilden kann, bessert sich die Mittelohrschwerhörigkeit bei Längsfrakturen nach *Rüttin* verhältnismäßig schnell, während eine Taubheit bei Querfrakturen mit Schädigung des Innenohres, insbesondere der Labyrinthkapsel, bestehen bleibt. Ebenso findet man häufig bei Nachuntersuchungen (50% nach *Günsburg*) nach Querfrakturen eine Lähmung des N. facialis.

Die Querbrüche sind also, da sie mit Ertaubung, vestibularer Unerrregbarkeit und Facialislähmung verbunden sein können, als schwerwiegendere Verletzung zu bewerten. *Reiner* stellte bei der ohrenärztlichen Nachuntersuchung und Begutachtung Schädelverletzter 32% Gleichgewichtsstörungen sowie 11% Hör- und Gleichgewichtsstörungen fest!

Da der weit überwiegende Teil der Schädelbasisbrüche nun als offen zu bewerten ist, hat sich seit Jahren schon eine Bewegung bemerkbar gemacht, die im Gegensatz zur meist konservativ, abwartend eingestellten Behandlung am Ort der Verletzung, d. h. im Bereich der Fraktur, operativ eingreifen will. *Voß* hält die „Sanierung des Verletzungsgebietes" für notwendig, damit die nach dem Schädelinnern zuführenden Infektionswege verschlossen werden. Während nicht bei Kindern und nicht innerhalb der ersten 2 Tage eingegriffen wird, ist der Liquorabfluß nach *Voß* stets Grund zur sofortigen Operation. Sicher ist, daß man bei einer im Anschluß an einen Schädelgrundbruch auftretenden Meningitis immer den Infektionsherd freilegt und drainiert. Man wird auch, um eine Meningitis zu vermeiden, eine Längsfraktur operativ angehen und nach außen drainieren müssen, wenn eine Otitis media besteht, ebenso wird man bei einer Querfraktur mit plötzlichem Aufhören des zunächst vorhandenen Liquorabflusses operieren (*Rüttin*). Aber man wird nicht ohne Vorbehalt der „prophylaktischen" Operation (*Voß-Hesse*) zustimmen können, wonach Schädelgrundbrüche mit Beteiligung von Nase und Ohr immer operativ freigelegt werden sollen. *Schredl* hat sich mit Recht gegen dieses operative Vorgehen gewandt und eine Indikation zum Eingriff nur bei lokalisiertem Infektionsherd (Absceß) gesehen. *Simon* lehnt ebenfalls den von *Voß* geforderten Eingriff bei Schädelbasisbrüchen ab, insbesondere ist der Liquorabfluß keine Operationsindikation für ihn. Notwendig ist bei der Beurteilung der Schädelgrundbrüche immer die Zuziehung eines Facharztes für Augen- und Ohrenheilkunde.

Chirurgische Behandlung der Späterkrankungen nach Hirnschädelbrüchen.

Was nun die Späterkrankungen sowie Folge- oder Resterscheinungen nach Hirnschädelbrüchen angeht, so ist hier nicht der Platz zur Besprechung in ihrer Gesamtheit. An dieser Stelle können, entsprechend dem Rahmen dieser Ausführungen, nur die chirurgisch wichtigen Abschnitte behandelt werden, während die hauptsächliche Beurteilung der Kopftraumafolgen, die auf den verschiedensten Gebieten liegen, dem neurologisch vorgebildeten Internisten bzw. den Fachärzten (Hals-Nasen-Ohren- und Augenarzt) vorbehalten bleiben müssen, um eine objektive Einschätzung, namentlich all der vielen funktionellen Veränderungen im Anschluß an eine Hirnverletzung, die anatomisch nicht faßbar sind, zu ermöglichen. *Arnaud* weist darauf hin, daß nur ein Teil der Hirnschädelverletzungen anatomisch sichtbare Folgen hinterläßt, und daß dabei festzustellen ist, daß die Narbenbildungen, die manchmal bei lokalisierter Hirnzertrümmerung in Cysten übergehen können, bei geschlossenen Verletzungen stärker ausgeprägt sind als bei offenen, da bei diesen die freie Entleerung der Gewebsreaktion nach außen erfolgen kann. Es sei an dieser Stelle nochmals darauf hingewiesen, daß auch viele anfänglich schwerst erscheinende Hirnschädelbrüche hinsichtlich der Endausgänge günstig zu beurteilen sind (vgl. S. 6).

Vorkommen und Behandlung der Jackson-Epilepsie.

So bleiben der chirurgischen Behandlung nur ganz bestimmte Fälle vorbehalten, und zwar solche, bei denen infolge Narbenbildungen am Hirn oder seinen Häuten, sowie infolge von Knochendefekten oder infolge vorstehender Knochenteile der Tab. interna Reizerscheinungen des Hirns (Jackson-Epilepsie) bzw. Gefahr der erneuten direkten Hirnverletzung bei großen Knochenlücken bestehen.

Eine traumatisch bedingte Jackson-Epilepsie nach Schädelbrüchen ist selten; *Reichmann* berechnete am Unfallmaterial des Bergmannsheil eine Häufigkeit von 3,8% bei 603 Brüchen des Hirnschädels. Dabei spielen vor allem die Brüche des Schädeldaches eine große Rolle. Die Ursache der Epilepsie nach *Jackson* liegt in einer Hirnschädigung im Bereich der Zentralwindungen mit nachfolgender Narbenbildung und Verwachsung zur harten Hirnhaut bzw. zum Schädelknochen, wobei es nicht unbedingt erforderlich ist, daß eine Fraktur des Schädels immer nachgewiesen wurde. Daß natürlich die Häufigkeit einer Jackson-Epilepsie bei Schußverletzungen eine erheblich größere ist, geht aus den Zahlen *Sternthals* hervor, der bei 639 Kriegsverletzungen des Schädels 235 Fälle mit epileptiformen Anfällen (= 35,5%) beobachtete, wobei auf die Wichtigkeit der Hirn- bzw. der Hirnhautverletzung (vgl. Tabelle) hinzuweisen ist. Letztere geht auch aus den Aufzeichnungen *Wankes* hervor, der feststellte, daß die posttraumatische Epilepsie (p. E.) am häufigsten bei offenen Hirnverletzungen (22%) sei, bei offenen Duraverletzungen beobachtete er p. E. in 11%

seiner Fälle, während die p. E. nach offenen Knochenverletzungen ohne Hirn- bzw. Hirnhautverletzung nur in 3% der Fälle vorkam.

Die meisten echten Jackson-Epilepsien stellen sich in den ersten Wochen nach der Verletzung ein. Für den Verlauf der Krämpfe, insbesondere deren Häufung, sind konstitutionelle Eigentümlichkeiten (*Reichmann*) verantwortlich zu machen.

Tabelle nach *Reichmann*.

Basisbrüche. 352 Bachbrüche. 251	Davon Commotio	302 193	Hirnverletzte 9 einschl. Häute 72	Epilept. Anfälle	3 = 0,85% 20 = 8%
Gesamt..... 603		495	81		23 = 3,8%
Sternthal ... 639			284		255 = 35,5%

Eine schon vorher bestehende genuine Epilepsie wird durch eine Hirnverletzung nicht selten unbeeinflußt gelassen (*Brun*). Verstärken sich jedoch nach einem Schädeltrauma die Anfälle, so ist an eine hinzugetretene traumatische Epilepsie zu denken, gegebenenfalls muß Freilegung der betreffenden Rindengegend erfolgen.

Das Krankheitsbild der traumatischen Epilepsie ist für chirurgische Eingriffe ein dankbares Feld der Betätigung geworden. Will man allerdings gute und bleibende Erfolge erzielen, muß man nach Abheilung der Kopfverletzung (Wundheilung) $1/_2$ Jahr (*Guleke, Lexer*) zuwarten. *Guleke* beobachtete unter diesen Umständen bei 100 Eingriffen nur in 1 Fall eine Infektion, die zur völligen Sequestrierung eines eingepflanzten Fettlappens führte, während bei 6 weiteren Fällen nur eine geringe Infektion mit Teilsequestrierung beobachtet wurde. Über sehr gute Ergebnisse berichtete auch *Bürkle-de la Camp*, der die Knochendeckung nur vornimmt, wenn eine schlummernde Infektion ausgeschlossen werden kann. *Bürkle-de la Camp* stellt das Transplantatlager durch stufenförmige Anfrischung des Lückenrandes her, wobei er keine Fräse, sondern besondere Meißel verwendet. Nur bei großen Lücken und entsprechenden Transplantaten werden netzförmig Catgutfäden über den Knochenspan gespannt.

Die Einstellung zur technischen Ausführung der Schädelplastiken hat sich in den letzten Jahren insofern erheblich gewandelt, als nunmehr, abgesehen von vorstehenden Knochensplittern mit Reizung der Hirnhaut, im Vordergrund nicht mehr die Deckung der Knochenlücke, sondern die restlose Beseitigung der Hirnnarben steht! Man stellte nämlich fest, daß mancher Hirnverletzte mit Knochenlücke besser dran war wie nach der knöchernen Deckung, ja daß viele Träger von Knochenlücken überhaupt vollkommen frei von Reizerscheinungen waren (*Guleke*). Die Knochenlücke an sich führte nur in den seltensten Fällen zu Reizerscheinungen des Hirns, sie war, falls sie sehr ausgedehnt war, nur als eine Art „wunder Punkt" bei erneuten Kopfverletzungen anzusehen. Auf der anderen Seite fanden sich schwere Hirnstörungen mit epileptischen Anfällen bei Nachweis von Hirnnarben mit fester Anheftung von Hirn und Hirnhaut am Knochen auch ohne sicher nachgewiesene Frakturen.

Infolgedessen kam man, weil die Schädelplastiken immer häufiger zweizeitig (*Lexer*, *Guleke*) ausgeführt wurden, oft nicht mehr zur Deckung des knöchernen Defekts, da schon nach dem ersten Eingriff, der Hirnplastik, weitgehendste Besserung eintrat. *Guleke* berichtet, daß so 40% seiner Fälle fast beschwerdefrei wurden und daß bei 30% völlige Heilung epileptischer Anfälle während einer Beobachtungszeit von 5—17 Jahren zu verzeichnen war. Falls noch die Deckung der Knochenlücke erforderlich war, wurde sie nach $1/4$ oder $1/2$ Jahr ausgeführt (*Lexer*).

Bei Ausführung der eigentlichen **Hirnnarbenplastik** begnügt man sich heute entweder mit der einfachen Ausschneidung der Narbe (*Foerster*), wobei man die durch die Ausschneidung entstandene Höhle nach Fascienverschluß der Dura sich selber überläßt, oder man versenkt in den entstandenen Hohlraum — Voraussetzung ist immer die restlose Beseitigung aller Narbenteile — eine aus körpereigenem Gewebe bestehende Plombe. Dabei wird heute fast ausschließlich Fettgewebe (*Lexer*, *Guleke*, *Bürkle-de la Camp*, *Drevermann*), in geringerem Umfange auch Muskelgewebe verwendet. Es ist nach den Berichten erfahrener Chirurgen dabei wichtig, den Fettgewebslappen groß genug zu nehmen, ihn womöglich zusammen mit einem zum Duraverschluß passenden Fascienstreifen zu entnehmen (Oberschenkel!) und ihn unmittelbar in die Hirnlücke einzulegen. Dort ist er dann möglichst ohne weitere Verschiebung zu belassen, damit die sich sofort bildenden zarten Verklebungen nicht mehr gelöst werden. Über Nachoperationen wegen schneller Resorption des Fettgewebes und erneuter Fetteinpflanzung in seltenen Fällen berichtet *Guleke*.

Oft ist eine Narbe im eigentlichen Hirngewebe nicht vorhanden, sondern bei Freilegung findet man eine umschriebene Vernarbung der Dura mit Anheftung des danebenliegenden Hirns. Hier ist natürlich die genaue und genügend große Duranarbenausschneidung erforderlich, an die sich eine plastische Deckung der Duraöffnung anschließt. Man bedient sich dabei entweder der freien Fascienverpflanzung nach *Kirschner*, oder man trennt nach Umschneidung eines passenden Durastücks der Nachbarschaft das etwas kräftigere Außenblatt der Dura vom zarten Innenblatt und klappt das Außenblatt dann über die Lücke (*Brüning*). *Hanson* nimmt zur freien Fascientransplantation die Fascia lata mit genügend Fettgewebe, das hirnwärts gelegt werden muß. *Guleke* lehnt die Duraplastik dann ab, wenn gleichzeitig eine Fettplastik erforderlich ist, irgendwelche Nachteile bei Unterlassung der Duraplastik sind von ihm nicht beobachtet worden.

Während bei Kindern eine Knochentransplantation nicht erforderlich ist, weil bei ihnen eine sehr weitgehende bindegewebige Regeneration vom Pericranium aus stattfindet, können beim Erwachsenen Deckungen größerer Knochenlücken notwendig werden. *Reed* glaubt, daß glaubhafte Beschwerden starke Kopfschmerzen mit Schwindelanfällen, die bei starker körperlicher Arbeit und bei Witterungswechsel zunehmen, zusammen mit der „Sensation" der Hirnpulsation an der Schädellücke eine Knochendeckung rechtfertigen, da diese Beschwerden von der Unstabilität des Hirns, d. h. den fortwährend möglichen Bewegungen herrühren. Der Hauptwert der Knochenplastik ist nach *Hanson* in einer Wiederherstellung der inneren Konvexität an der Tabula interna zu sehen.

Heute ist die Autoplastik das Verfahren der Wahl. Bei kleineren Lücken kann man mit der gestielten Periost- bzw. Periostknochenplastik (*Garré*) oder mit dem gestielten Haut-Periost-Knochenlappen (*Müller-König*) gute Erfolge ohne großen Eingriff erzielen. Bei größeren Lücken wird das Verfahren der freien Transplantation angewandt. Dabei ist, wie auch bei der Spanverpflanzung zur Ausheilung von Pseudarthrosen, darauf zu achten, einen genügend großen und festen Span zu entnehmen. Als Entnahmestellen werden angegeben: Rippen (*Reich*), Rippenknorpel (*Hanson*), Darmbein (*Klapp-Lexer*), Schulterblatt (*Röpke*), Tibia (*Lexer, Bürkle-de la Camp*). Am besten hat sich erfahrungsgemäß die Entnahme aus der Tibia bewährt, wobei sich durch Einkerbungen auch eine gute Formbarkeit (*Bürkle-de la Camp*) erzielen läßt. *Lexer* legt Wert darauf, daß die periostgedeckte Kante des Transplantats hirnwärts gelegen ist. Den Rippenstücken wird wegen ihrer natürlichen Krümmung bei größeren Defekten besondere Eignung (*Heidmann, Fagarasano*) nachgesagt. Auch die Darmbeinschaufel wird wegen ihrer beidseitigen Periostdeckung (*Lexer*) sowie wegen ihrer natürlichen Wölbung und guten Einpaßfähigkeit ohne Zwischenspalten gerne verwendet (*Klages*). Zu beachten ist dabei die Erhaltung des Beckenkammes und der Muskelansatzstellen. Schließlich berichten *Sommer* und *Sobol*, daß zur Deckung von Defekten die bei der Erstversorgung entnommenen und wegen Hirnödem nicht sofort wieder eingepflanzten Knochenstücke auch noch nach Monaten geeignet sind, wenn sie vorher genügend lange ausgekocht werden. Die Knochentransplantate müssen tadellos eingepaßt werden, Benutzung irgendwelcher Fremdkörper (Draht, Nagel) ist unerwünscht.

Es wurde schon oben darauf hingewiesen, daß eine Drainage bei Plastiken am Hirn und seinen Häuten sowie am Schädelknochen nicht angebracht ist. Kommt es im Anschluß an die Operation zur Ansammlung von Blutergüssen, so genügt die Punktion, die ohne Gefahr möglich ist. Wichtig scheint noch, darauf hinzuweisen, daß der bedeckende Kopfschwartenlappen nicht unter Spannung stehen

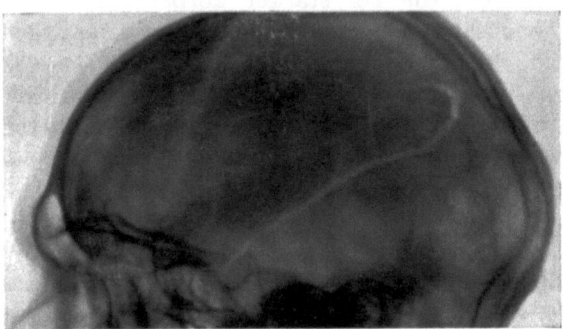

Abb. 33. Fall G. Verl. 26. XI. 1938. Fahrradsturz, 4 Tage bewußtlos. Zirkulär verlaufende Bruchlinie, die die Schädelkappe in eine vordere und eine hintere Hälfte teilt. Ventraler (hinterer) Ringbruch des Scheitels.

darf. Bei Duraspannung infolge postoperativer Hirnschwellung sind Lumbalpunktionen und Entwässerung durch hypertonische Lösungen sowie Einschränkung der Flüssigkeitszufuhr empfehlenswert.

Behandlung der Meningitis.

Treten im Anschluß an geschlossene oder offene Hirnschädelverletzungen Hirnhautentzündungen ein, so wird die möglichst schnelle und breite Freilegung der Verletzungsstelle mit Tamponade zur Liquordauerableitung erforderlich sein. *Schmieden* empfiehlt bei allgemeiner Meningitis die Suboccipital- oder Zisternendrainage, entsprechend dem schon geschilderten Vorgehen von *Ody*. Die früher üblichen Spülungen Subarachnoidalräume mit desinfizierenden Lösungen sind durch Ausblasungen mit Acetylengas (*Zeller*) ersetzt worden, das gleichzeitig keimtötend wirken soll.

Behandlung der Hirnabscesse.

Hirnabscesse sollen nach Diagnose so früh wie möglich und schonend, am besten im Anschluß an eine Punktion mit der Kornzange entlang der Punktionsnadel eröffnet und durch Beuteltampon offengehalten werden. Erwähnenswert scheint das Vorgehen *Demmers* zu sein, der dabei vor jedem Verbandwechsel eine nicht zu ausgiebige (Vorsicht wegen Lösung von Verklebungen!) Lumbalpunktion vornimmt, um ein Zusammensinken des Hirns zu erreichen.

Ausheilungsvorgänge bei Hirnschädelbrüchen.

Die knöcherne Ausheilung der Schädellücke ist nach den Brucharten verschieden. Größere Schädellücken bleiben als solche mit

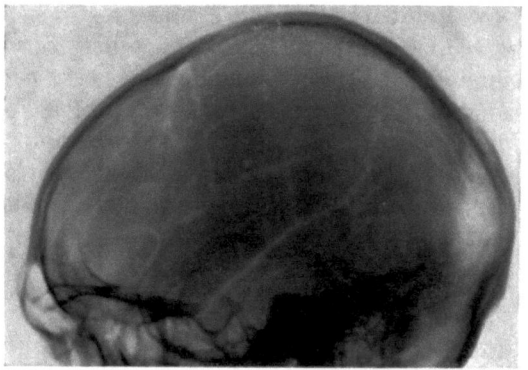

Abb. 34. Fall G. Röntgennachschau 24. III. 1939. Der lineare Bruch ist noch zu sehen, beginnt sich aber deutlich zu schließen. Klinisch ohne Beschwerden! Arbeitsfähig ab 21. I. 1939.

abgerundeten Rändern, falls alle Splitterungen bei Erstversorgung entfernt wurden, bestehen. Bei kleineren Lücken, insbesondere bei Kindern, tritt häufig zwar keine echte knöcherne Überbrückung ein, wohl aber ein genügend fester Verschluß durch reichlich fibröses Gewebe. Auch *Glaser* weist darauf hin — eigene Erfahrungen aus dem Bergmannsheil bestätigen diese Tatsache —, daß bei Knochenlücken des Schädels keine Überbrückung eintritt, sondern nur eine Abrundung der Kanten. Man beobachtet auch im Röntgenbild nie Knochenneubildungsmasse an solchen Lücken des Schädels. Bei gehobenen Impressionsfrakturen sind die Bruchlinien ebenfalls noch jahrelang erkennbar. Die Dauer der Ausheilung linearer Brüche am Schädel richtet sich nach der Breite des Bruchspalts; je weiter dieser ist, desto längere Zeit nimmt die Heildauer in Anspruch. *Vance* und *Glaser* berichteten über Nachuntersuchungsergebnisse; danach beträgt die Heildauer linearer Brüche bei Erwachsenen etwa 2 Jahre, bei Kindern 4—12 Monate. Da nach eigenen Erfahrungen die linearen Brüche, die meist über den ganzen Schädel hinziehen, im frischen Zustand infolge des oft vorhandenen intrakraniellen Druckes erheblich klaffen, schafft die baldige und völlige Druckbeseitigung u. a. auch eine bessere und schnellere Heilbedingung an der Bruchstelle.

Hirngeschwulst und Schädelbruch.

Daß im Anschluß an eine Stirnbeinfraktur multiple Hirngeschwülste (Glioblastoma multiforme) entstehen können, behauptet *Ritter*. Er nahm den ursächlichen Zusammenhang in einem Fall an, bei dem die Geschwulst nach Verlauf von 3—4 Monaten am Ort der Gewalteinwirkung nach Fraktur nachgewiesen werden konnte. *Arnaud* ist in der Beurteilung des Zusammenhangs zwischen Trauma und echtem Gliom allerdings sehr zurückhaltend. Infolge Hämatomdruckes kann es zu Usurierungen des Knochens kommen (*Mignon*), ebenso wurde von *Schellenberg* ein kraterförmiger Tumor an der Stelle einer 26 Jahre alten Impressionsfraktur beschrieben, die seinerzeit ebenfalls von einem großen Hämatom der Kopfschwarte begleitet war. Wir haben im Bergmannsheil-Bochum nie eine im Anschluß an einen Bruch des Schädels sich entwickelnde Geschwulst beobachtet.

Schlußbemerkung:

Dauer der Bettruhe bei Hirnschädelbrüchen.

Während sich allmählich bei Behandlung der Hirnerschütterungen der Standpunkt durchgesetzt hat, den Verletzten bald aufstehen zu lassen (in Lehrbüchern findet man immer noch angegeben, bei Hirnerschütterungen eine 3 wöchige Bettruhe zu verordnen), wenn Schwindelgefühl und Kopfschmerzen nachlassen, ist man bei Behandlung der Schädelbrüche dabeigeblieben, den Verletzten nicht zu früh aufstehen zu lassen. Im allgemeinen wird man keinen Verletzten mit einem Bruch des Hirnschädels vor 3 Wochen aus dem Bett lassen. Die Länge der weiteren Bettruhe — sowie auch der Schonungsbedürftigkeit — richtet sich nach der Dauer der Bewußtlosigkeit. Die Amerikaner stehen dabei auf dem Standpunkt, daß man auf je 3 Stunden Bewußtlosigkeit etwa 1 Woche Bettruhe zu berechnen hat.

Allgemeine und spezielle chirurgische
Operationslehre

Von

Professor Dr. **Martin Kirschner**
Direktor der chirurgischen Klinik der Universität Heidelberg

Dritter Band / Erster Teil

Die Eingriffe am Gehirnschädel, Gehirn, Gesicht, Gesichtsschädel, an der Wirbelsäule und am Rückenmark

Von

Professor Dr. **N. Guleke**　　　Professor Dr. **O. Kleinschmidt**
Direktor der chirurgischen Universitätsklinik Jena　　　Direktor der chirurgischen Klinik der Städtischen Krankenanstalten Wiesbaden

Mit 979 zum großen Teil farbigen Abbildungen. XII, 1058 Seiten. 1935

RM 189.—; gebunden RM 198.—

Inhaltsübersicht: **Die Eingriffe am Gehirnschädel und Gehirn.** Von Professor Dr. N. Guleke, Jena. — Einleitung. — Die Hirntopographie — Die Eingriffe bei Verletzungen des Hirnschädels und Gehirnes. — Die Eingriffe bei in der Schädelhöhle auftretenden Blutungen. — Die Eingriffe beim Hirnvorfall, bei eitriger Hirnhautentzündung, bei Hirnabszessen, bei fortschreitender Hirnerweichung, bei Sinusthrombose. — Die Entfernung von Fremdkörpern aus dem Gehirn. — Die Eingriffe bei Pneumatozele und Pneumozephalus. — Der plastische Verschluß von Schädel-, Hirnhaut- und Hirnlücken. — Die Schädeldachverkleinerung (Guleke). — Die Eingriffe bei angeborenen und erworbenen Schädelverbildungen und -erkrankungen. — Die Eingriffe an den Liquorräumen des Gehirnes. — Die diagnostische Hirnpunktion nach Neisser-Pollack. — Die Trepanation. — Die Entlastungstrepanation. — Die Eingriffe bei Großhirngeschwülsten, bei Geschwülsten und Zysten der hinteren Schädelgrube, am Hirnstamm, an der Hypophyse und am Hypophysenstiel. — Das Aus- und Unterschneiden der primär krampfenden Zentren. — Die Eingriffe am Ganglion Gasseri und an der sensiblen Trigeminuswurzel. — Die Freilegung des Ganglion geniculi nervi facialis. — Die Durchschneidung des N. glossopharyngeus in der hinteren Schädelgrube. — **Die Eingriffe am Gesicht und am Gesichtsschädel.** Von Professor Dr. O. Kleinschmidt, Wiesbaden. (Die mit * bezeichneten Kapitel sind von Professor Dr. N. Guleke, Jena, bearbeitet.) Anatomische Vorbereitungen und Beziehungen zu den plastischen und kosmetischen Eingriffen im Gesicht und am Gesichtsschädel. Die Eingriffe an den Augenlidern und den Augenbrauen. — Die chirurgisch wichtigsten Augenoperationen*. — Die Eingriffe an der Stirn, an den Schläfen, an den Wangen, an der äußeren Nase, an den Lippen, am Gaumen, an den Kiefern und an den Zähnen, an der Zunge und am Mundboden, am Kinn, an den Speicheldrüsen, an der Ohrmuschel, an den Ästen des N. trigeminus*, am N. facialis. — **Die Eingriffe an der Wirbelsäule und am Rückenmark.** Von Professor Dr. N. Guleke, Jena. — Chirurgische Anatomie der Wirbelsäule und des Rückenmarkes. — Die Punktion des spinalen Subarachnoidalraumes. — Die Eingriffe bei den Spaltbildungen am Rückenmark und an der Wirbelsäule. — Die Freilegung des Wirbelkörpers. — Die Henle-Albeesche Operation. — Die Laminektomie. — Die Eingriffe bei außerhalb der harten Hirnhaut gelegenen Geschwülsten, bei innerhalb der harten Hirnhaut gelegenen Geschwülsten. — Die Wurzeldurchschneidung (Rhizotomie). — Die Durchtrennung der Vorderseitenstrangbahnen des Rückenmarkes (Chordotomie). **Nachtrag zu dem Abschnitt: Die Eingriffe am Gehirnschädel und Gehirn.** Von Professor Dr. N. Guleke, Jena. — **Sachverzeichnis.**

Springer-Verlag Berlin Heidelberg GmbH